Ursula Beckmann

Kollegiale Beratung für Pflegeberufe

10 Phasen zur Selbsthilfe

Bibliografische Information der Deutschen Nationalbibliothek

Die Deutsche Bibliothek verzeichnet diese Publikation in der Deutschen Nationalbibliografie; detaillierte bibliografische Daten sind im Internet über http://dnb.d-nb.de abrufbar.

Besuchen Sie uns im Internet: www.altenpflege.vincentz.net

Satz: Jürgen Rohrßen, Hannover
Druck: Mundschenk Druck- und Vertriebsgesellschaft mbH, Soltau

ISBN 978-3-86630-234-1

Ursula Beckmann

Kollegiale Beratung für Pflegeberufe

10 Phasen zur Selbsthilfe

VINCENTZ NETWORK

Vorwort

Was mir an der Methode Kollegiale Beratung so gut gefällt

Alle, die im Pflegebereich arbeiten, wissen: Die Anforderungen nehmen zu, die Mittel werden knapper, der wirtschaftliche Druck steigt. Wie verhindert ein Arbeitgeber in dieser Situation, dass die besten Kräfte schnell wieder gehen, frustriert, überfordert sind und die Außendarstellung durch unzufriedene Mitarbeiter leidet?

Der Bildungs- und Beratungsmarkt ist bunt und vielfältig: Es gibt Seminare, Workshops, Fortbildungen, Training, Coaching und Supervision für Teams und Führungskräfte – sinnvolle Methoden und Maßnahmen, wenn sie zur Situation und zum angestrebten Ziel passen. Oft herrscht jedoch Enttäuschung, wenn die Investition in eine dieser Maßnahmen nicht den gewünschten Erfolg gebracht hat.

Dann kann die Methode der Kollegialen Beratung helfen. Sie nutzt das interne Knowhow der Pflegenden. Nur wer im Arbeitsalltag steht, kennt auch die Abläufe in der Praxis. Die Mitarbeiter wissen, wo es hakt, wo noch Luft ist, wo die Ressourcen liegen. Sie kennen die Stärken und Schwächen der Kollegen und Vorgesetzten. Es wäre unklug, dieses Wissen nicht zu nutzen! Die Arbeitgeber sollten den Pflegenden die Kompetenz zur Lösung ihrer Probleme im Rahmen einer Kollegialen Beratung ruhig zutrauen! Die Kollegiale Beratung schafft darüber hinaus einen kontrollierten, vor allem auch zeitlich begrenzten Rahmen, um Frustrationen des beruflichen Alltags aufzuarbeiten. Dadurch wird gleichzeitig auf wohltuende Weise das verbreitete allgemeine Gejammer über Zeitmangel, Stress und so weiter verhindert, weil die Methode lösungsorientiert ist. Quasi nebenbei werden außerdem die Qualität der Arbeit gesteigert, das Selbstbewusstsein der Pflegekräfte gefördert und das Image und die Attraktivität des Berufsstandes verbessert.

Dieses Buch optimiert die Methode der Kollegialen Beratung für den Pflegebereich. Es baut auf Erfahrungen meiner langjährigen Arbeit in der Praxis auf. Dadurch ist ein Modell mit 10 Phasen speziell für die Arbeit mit der Kollegialen Beratung in der stationären und ambulanten Pflege entstanden.

Ursula Beckmann

Kollegiale Beratung für Pflegeberufe • Ursula Beckmann

1 Was ist eigentlich „Kollegiale Beratung"?

1.1 Kurzvorstellung der Methode

Die Kollegiale Beratung findet als Gespräch in einer Gruppe von Kollegen statt. Damit sind nicht nur Kollegen am Arbeitsplatz gemeint, sondern „kollegial" bedeutet in diesem Zusammenhang, dass sich auch Teilnehmer mit einem ähnlichen beruflichen Hintergrund auf freiwilliger Basis zusammenfinden können. Diese müssen nicht unbedingt alle denselben Beruf haben oder aus derselben Einrichtung kommen.

Die Gruppenteilnehmer beraten sich gegenseitig „auf Augenhöhe" zu beruflichen Fragen. Die Methode macht überall dort Sinn, wo die Arbeit im Beruf psychisch sehr belastend ist. Deshalb eignet sie sich insbesondere für pflegerische, soziale und pädagogische Einrichtungen.

Definition:
Die Kollegiale Beratung findet in Form von Gruppengesprächen mit 4–8 Teilnehmern statt. Diese beraten sich gegenseitig in einem strukturierten, zeitlich begrenzten Rahmen mithilfe eines festen Schemas.

Die Methode lässt sich relativ schnell und unkompliziert erlernen und eignet sich sowohl für Führungskräfte als auch für Mitarbeiter. Nach einer Anleitungsphase mit einem externen Trainer sind die Teilnehmer in der Lage, eigenständig zu arbeiten und sich gegenseitig zu beruflichen Fragen zu beraten. Sie wechseln sich dabei in den Rollen des Moderators, des Ratsuchenden und der Berater ab und profitieren ausschließlich von den fachlichen und persönlichen Kompetenzen ihrer Kollegen.

Im Gegensatz zur Supervision und zum Coaching wird also keine ständige kostenintensive externe Beratung benötigt, da alle Rollen wechselseitig von den Teilnehmern übernommen werden. So werden interne Ressourcen genutzt.

Es gibt die Kollegiale Beratung in unterschiedlichen theoretischen Modellen. Mehr zum theoretischen Hintergrund und zum Unterschied zwischen Kollegialer Beratung und Supervision und Coaching finden Sie in den Kapiteln 7 und 8.

Kollegiale Beratung für Pflegeberufe • Ursula Beckmann

1.2 Anwendungsfelder und Themen

Anwendungsfelder:

Kollegiale Beratung eignet sich als eigenständige, interne Qualifizierungsmaßnahme für einen ausgewählten Kreis von Mitarbeitern, z.B. für Pflegekräfte, Pflegedienst-, Wohnbereichs- oder Stationsleitungen.

Ebenso kann sie als systematische Förderung von Nachwuchskräften dienen.

In Verbindung mit anderen Personalentwicklungsmaßnahmen ist sie einsetzbar z.B. im Anschluss an Fortbildungen oder Seminare. Hier kann sie den Praxistransfer konstruktiv und individuell begleiten.

Bei der Einführung von Veränderungen in der Organisation, bei Umstrukturierungen oder der Einführung eines Leitbilds ist sie geeignet zur Lösungssuche für praktische Umsetzungsfragen.

Letztendlich dient die Methode immer auch der Mitarbeiterbindung und macht den Arbeitgeber attraktiv für potenzielle Bewerber (mehr dazu im Kap. 4).

Themen:

Jeder Berufsbereich hat Schlüsselthemen. Das sind die Themen, mit denen jeder, der in diesem Bereich arbeitet, direkt oder indirekt beschäftigt ist, über die oft gestöhnt oder geschimpft wird: Das sind die gesetzlichen Rahmenbedingungen, Einführung neuer Vorgaben, Änderungen in der Organisation oder auch ganz allgemein das schlechte Image des Berufs.

Daneben gibt es die Dauerbrenner. Das sind die Themen, die sich durch die konkreten Aufgaben des Berufs ergeben, sie sind sozusagen systemimmanent. Verkäufer haben manchmal schlecht gelaunte Kunden, in Schulen gibt es freche Schüler und in Pflegeeinrichtungen gibt es problematisches Verhalten von Bewohnern, Patienten, Angehörigen, aber auch Konflikte mit Kollegen, Schülern, Verwaltung, Hauswirtschaft oder Vorgesetzten.

Beispiele

- Probleme mit Bewohnern, Patienten oder Angehörigen (auch als „Fallbesprechung"),
- Überlastungssituationen,
- Konflikte mit Kollegen oder Vorgesetzten,
- Gestörte Arbeitsabläufe,
- Rollenkonflikte,
- Umgang mit Nähe und Distanz,
- Bewältigung neuer Aufgaben oder Veränderungen,
- Selbstreflexion: eigene Stärken und Schwächen, Ressourcen.

Kollegiale Beratung für Pflegeberufe • Ursula Beckmann
 ISBN 978-3-86630-234-1

1.3 Voraussetzungen der Teilnehmer

Um die Methode der Kollegialen Beratung erfolgreich nutzen zu können, sollten die Teilnehmer bestimmte Voraussetzungen mitbringen:

- Die Bereitschaft und das Engagement zur aktiven Mitarbeit. Das bedeutet konkret, dass die Teilnehmer mit einer größtmöglichen Verbindlichkeit zu den Gruppentreffen erscheinen.
- Die Gruppenmitglieder müssen gleichberechtigt sein, es darf also keine Hierarchieunterschiede zwischen ihnen geben.
- Absolut unverzichtbar sind die Prinzipien: Offenheit, Vertrauen und Verschwiegenheit.
- Sinnvoll, aber nicht zwingend notwendig, ist die Unterstützung durch die Vorgesetzten.
- Hilfreich ist es, wenn Konfliktbereitschaft und Eigenverantwortung vorhanden sind.

Für viele Menschen ist die Vorstellung, dass Probleme und Konflikte eine Bereicherung im Arbeitsalltag darstellen können, zunächst ungewohnt. Die gemeinsame Entwicklung von Lösungen und eine zunehmende Kooperationsfähigkeit tragen jedoch zu mehr Zufriedenheit und zur Arbeitsentlastung bei. Auch Vorgesetzten ist zu empfehlen, dass sie ihren Mitarbeitern in dieser Hinsicht Kompetenzen zutrauen.

Die Methode der Kollegialen Beratung ist anspruchsvoll im Hinblick auf erforderliche Kommunikationsfähigkeiten der Teilnehmer. Deshalb ist den „Grundlagen der Kommunikation“ ein eigenes Kapitel gewidmet. „Konstruktives Feedback“ sollte z.B. kein Fremdwort sein! Die Teilnehmer sollten auch in der Lage sein, die Moderation von Besprechungen zu übernehmen. Ist dies nicht der Fall, können diese Fähigkeiten selbstverständlich auch in der Anleitungsphase gelernt und geübt werden – nach der Devise „Learning by Doing“.

Kollegiale Beratung für Pflegeberufe • Ursula Beckmann

2 Und so funktioniert es: Kollegiale Beratung in der Pflege

Es gibt verschiedene Modelle der Kollegialen Beratung.

Die Pflege von kranken und alten Menschen ist ein ganz besonderer Arbeitsbereich. Hier arbeiten auch „besondere“ Menschen. Deshalb muss die Methode auf die Bedürfnisse der arbeitenden Menschen und auf die Bedingungen in den Einrichtungen und Institutionen Rücksicht nehmen. Aus diesem Grund wird hier ein Modell vorgestellt, das diesen Besonderheiten Rechnung trägt.

(Näheres zu den einzelnen Modellen mit ihren verschiedenen Schritten/Phasen können Sie im Kap. 8. „Theoretischer Hintergrund“ lesen.)

2.1 Ein Modell in 10 Phasen

Im Folgenden werden die 10 Phasen einer Gruppensitzung im Rahmen der Kollegialen Beratung in der Pflege ausführlich beschrieben.

1. Phase: Begrüßung und Organisatorisches (5 Minuten)

Für die Begrüßungsphase wird jede Gruppe eigene Rituale finden. Ob Getränke, Gebäck oder Obst bei den Treffen obligatorisch sind, ist vor Ort zu entscheiden. Die Kritik, dass dadurch die Veranstaltung den Charakter eines Kaffeeklatsches annimmt und die „Sache“ darunter leiden würde, teile ich nicht. Im Gegenteil: Eine angenehme Atmosphäre trägt erfahrungsgemäß zur Verbesserung der Arbeit bei.

Mit dem Stichwort „Organisatorisches“ sind Aktualisierungen von Terminen gemeint oder Infos von Teilnehmern, die nicht kommen konnten. Vielleicht muss jemand früher gehen? Oder jemand hat sein Mobiltelefon eingeschaltet, weil er auf einen wichtigen Anruf wartet? Ist jemand beim nächsten oder übernächsten Treffen verhindert? Das alles sollte zu Beginn geklärt werden, damit die eigentliche Kollegiale Beratungsarbeit frei von Störungen bleibt. Auch die Vereinbarung neuer Termine gehört an diese Stelle.

2. Phase: Eröffnungsrunde (15 Minuten)

In der Eröffnungsrunde gibt jeder Teilnehmer ein kurzes Statement zu folgenden Fragen:

- Ist in der Zwischenzeit bei mir etwas Wichtiges passiert? Wie geht es mir?
- Habe ich die Lösung der vergangenen Beratung umgesetzt? Wie hat das geklappt? Bin ich zufrieden mit der Lösung?
- Möchte ich heute zu einer Frage oder einem Problem beraten werden?
- Wie dringend, wie wichtig ist die Beratung, muss sie heute erfolgen?

Kollegiale Beratung für Pflegeberufe • Ursula Beckmann

- Wie ausführlich muss sie sein, wie viel Zeit benötigen wir dafür schätzungsweise?

Zeit, die zu Beginn einer jeden Sitzung in eine gute Planung investiert wird, kann später im Verlauf der Beratungssequenz wieder eingespart werden, gemäß der Erfahrung aus dem Zeitmanagement: „Hast du wenig Zeit, nimm' dir am Anfang viel davon."

3. Phase: Festlegung der Beratungssequenzen (5 Minuten)

Der Zeitaufwand für eine Beratungssequenz richtet sich danach, wie lange die Gruppensitzungen jeweils dauern können und wie hoch der Zeitaufwand für eine Sequenz eingeschätzt wird. Entweder können alle Ratsuchenden an diesem Tag „dran" kommen oder es müssen Fragen auf die nächste Sitzung vertagt werden. Dem einen geht es vielleicht nur darum, schnell einen Rat für eine anstehende Besprechung zu bekommen, wie er sich positioniert, was er sagt oder wie er beginnt. Ein anderer möchte die Meinung der Kollegen zu einer Formulierung einer Einladung oder eines Flyertextes o. Ä. hören. Solche Themen sind meistens schnell abgehandelt. Soweit aber Fragen im Zusammenhang mit der beruflichen Weiterentwicklung oder möglichen Veränderungsplänen in der Einrichtung oder gar schwierige Konfliktsituationen betroffen sind, erfordern diese einen erheblichen Beratungsaufwand und beanspruchen damit auch mehr Zeit.

Es gilt folgender Grundsatz von Fallner: „In der Regel geht das Recht, ein Problem einzugeben, reihum. Bei aktuellen Krisen gibt es ein ‚Vorrecht für Bedrängte'".[1]

4. Phase: Verteilung der Moderatorenrolle (5 Minuten)

In der vierten Phase wird die Moderatorenrolle verteilt. Dies kann derart erfolgen, dass sich ein Teilnehmer anbietet und die Gruppe entscheidet, eventuell nach kurzer Beratung/Abstimmung, ob der „Freiwillige" für die Rolle im konkreten Fall geeignet erscheint. Wenn die Verteilung der Moderatorenrolle in einer Gruppe immer wieder Schwierigkeiten bereitet, weil keiner sie übernehmen will, könnte strikt nach dem Alphabet vorgegangen werden, um Zeitverlust durch überflüssige Diskussionen zu vermeiden.

Der Moderator kann bei jeder Beratungssequenz wechseln. Oder ein Teilnehmer übernimmt für die Dauer eines kompletten Treffens diese Rolle, was allerdings ausschließt, dass er selbst beraten wird.

Aufgaben des Moderators: Der Moderator achtet insbesondere streng auf die Einhaltung der vorgegebenen Zeiten und der Phasen. Er kann sich an der Befragung des Ratsuchenden (5. Phase), bei den Hypothesen (6. Phase) und bei den Lösungsvorschlägen (8. Phase) zusammen mit der übrigen Beratergruppe beteiligen. Er sorgt des Weiteren dafür, dass in den Phasen 6 – 9 nicht diskutiert

1 Fallner/Gräßlin, S. 63

wird, dass keine Suggestivfragen gestellt werden und schließlich die vereinbarte Gesamtdauer der Sitzung möglichst nicht überschritten wird.

5. Phase: Falldarstellung und Befragung (15 Minuten)

Der Ratsuchende erhält zunächst das Wort, er soll, ohne dabei von den anderen unterbrochen zu werden, spontan sein Problem schildern. Erst wenn er damit fertig ist, dürfen die übrigen Gruppenmitglieder ihre Fragen stellen.

Die Fragen der Berater sollen sachlich und konkret sein. Suggestivfragen oder Formulierungen, die bereits Lösungsvorschläge enthalten, sind nicht erlaubt. Je klarer und verständlicher in dieser Phase die Situation dargestellt wird, umso besser kann im weiteren Verlauf die Beratung erfolgen. Deshalb ist es wichtig, dass die Teilnehmer die Methode des Aktiven Zuhörens beherrschen und über gute Fragetechniken **(s. Methodenbausteine „Verschiedene Fragetechniken 1 + 2" in den Praxisbeispielen Kap. 5)** verfügen, um das Problem „auf den Punkt" zu bringen. Für die weitere Beratung in den folgenden Phasen ist es hilfreich, wenn am Ende dieser Phase jeweils eine Schlüsselfrage steht, die dann in Form von Lösungsvorschlägen beantwortet werden kann.

EXKURS

Methodenbaustein „Aktives Zuhören"

Das sog. Aktive Zuhören bezeichnet die wichtigste Voraussetzung für das Gelingen jeder professionellen Gesprächsführung. Man versteht darunter eine zugewandte Haltung im Gespräch, wobei damit sowohl die äußere als auch die innere Haltung gemeint ist. Eine offene Körperhaltung und Blickkontakt, Nicken oder Kopfschütteln zeigen Aufmerksamkeit, und ein gelegentlich eingestreutes „Hm", „Soso" oder „Ach" zeugen von Interesse.

Auf keinen Fall darf der Zuhörer in Unterlagen, Zeitungen oder Displays aller Art schauen, und zwar selbst dann nicht, wenn er davon überzeugt ist, dass er gleichzeitig einen Blick auf Informationen werfen und gut zuhören kann. Dies wirkt auf den Gesprächspartner so, als sei der andere nicht bei der Sache.

Eine intensivere Form des Zuhörens, die über das eher niedrigschwellige „Aktive Zuhören" hinausgeht, ist das „Spiegeln", auch „Paraphrasieren" genannt. Hierbei wird das Gesagte vom Zuhörer mit eigenen Worten wiederholt, wie z.B.: „Habe ich das richtig verstanden, dass …?"

Außerdem gibt es noch die aus der Therapie stammende Methode des „Einfühlenden Verstehens", auch als „Verbalisieren emotionaler Erlebnisinhalte" bezeichnet. **(Genaueres hierzu s. „Methodenbaustein Verschiedene Fragetechniken 1" im Kap. 5.1)**

6. Phase: Hypothesen (5 Minuten)
Die Berater und der Moderator sollen in dieser Phase Vermutungen (Hypothesen) über die Entstehung oder die Ursachen des Problems anstellen und vielleicht in Form von Assoziationen, Bildern oder phantasievollen Geschichten in die Runde einbringen. Auch Ähnlichkeiten mit eigenen Erfahrungen können hier einfließen. Der Moderator achtet darauf, dass in dieser Phase nicht diskutiert wird.

Der Ratsuchende hört in dieser 6. Phase nur zu. Am besten setzt er sich ein wenig zurück, um auch nach außen „optisch" deutlich zu machen, dass er nicht aktiv beteiligt ist. Empfehlenswert ist, dass er sich einige Stichworte für seine Stellungnahme in Phase 7 notiert.

7. Phase: Stellungnahme (5 Minuten)
Der Ratsuchende kehrt nun auch „optisch" in die Gruppe zurück und nimmt zu den Hypothesen Stellung. Er kann z.B. einige ablehnen oder korrigieren. Das dient nicht nur der Klarstellung, sondern auch dazu, sich selbst zu schützen, wenn er mit der „Richtung" nicht einverstanden ist oder die Vermutungen zu persönlich werden. Anderen Hypothesen kann er zustimmen oder sie ergänzen. Die Berater hören nur zu. Der Moderator achtet auch an dieser Stelle darauf, dass nicht diskutiert wird, und unterbindet aufkommende Diskussionen freundlich, aber bestimmt.

8. Phase: Lösungsvorschläge (5 Minuten)
Sodann zieht sich der Ratsuchende erneut „optisch" aus der Runde zurück. Die Berater machen Lösungsvorschläge. Der Ratsuchende macht sich Notizen für die nächste Phase. Der Moderator achtet wiederum darauf, dass nicht diskutiert wird.

9. Phase: Entscheidung (10 Minuten)
Der Ratsuchende setzt sich wieder in die Runde zurück. Er wägt die Vorschläge gegeneinander ab und entscheidet sich für einen oder mehrere mögliche Lösungsansätze. Er begründet seine Wahl kurz. Die Berater hören lediglich zu. Der Moderator sorgt wieder dafür, dass nicht diskutiert wird.

10. Phase: Feedback und Abschluss (5 Minuten)
Alle Teilnehmer einschließlich des Moderators und des Ratsuchenden erläutern kurz, wie sie persönlich die Beratungssequenz erlebt haben, wovon sie selbst profitiert haben oder was sie jetzt anders sehen als zu Beginn der Sitzung.

2.2 Fazit

Die Addition der Zeitdauer der einzelnen Phasen der Kollegialen Beratung ergibt insgesamt 75 Minuten für die Durchführung einer Beratungssequenz. Das ist allerdings nur eine ungefähre Zeitangabe. Allein durch die Anzahl der Teilnehmer – empfehlenswert sind mindestens vier, höchstens acht Teilnehmer – können die Phasen unterschiedlich lange dauern. Außerdem sind die Schwierigkeit des vorgebrachten Problems und die Intensität der Beratung ein wichtiger Zeitfaktor. Jede Gruppe wird schnell lernen einzuschätzen, welche Zeit sie im Regelfall für eine Sitzung benötigt.

Je geübter eine Gruppe ist, desto flexibler wird sie mit der Struktur dieser Methode umgehen können. Denn natürlich ist es auch erlaubt, von dem festen Raster abzuweichen und z.B. mehrere kleine Probleme in kürzerer Zeit zu bearbeiten.

Kollegiale Beratung für Pflegeberufe • Ursula Beckmann

3 Wie läuft Kollegiale Beratung im Berufsalltag ab?

3.1 Einführung der Kollegialen Beratung in den Einrichtungen

Im Pflegebereich wird die Initiative für die Einführung von Kollegialen Beratungsgruppen in der Regel „von oben" erfolgen. Pflegedienstleitung, Einrichtungsleitung oder Geschäftsführung haben von Kollegialer Beratung gehört und beschließen: „Scheint eine sinnvolle und kostengünstige Methode zu sein, möchten wir haben."

Aber auch einzelnen interessierten Mitarbeitern ist es möglich, sich die notwendigen Kenntnisse anzueignen und sich gleichgesinnte Kollegen zur Gründung einer Beratungsgruppe zu suchen. (Die anfallenden Kosten sind dann von dem Einzelnen privat als steuerlich berücksichtigungsfähige Werbungskosten zu tragen.)

3.2 Stundenumfang und Kosten

Hat sich der Arbeitgeber zur Einführung der Methode entschlossen, sollte er entweder einen externen Trainer kontaktieren und sich ein Konzept erstellen lassen; ein Erstgespräch ist normalerweise kostenfrei. Oder er schickt einen geeigneten Mitarbeiter aus dem eigenen Haus zu einer entsprechenden Multiplikatorenfortbildung. Verschiedene Anbieter haben diese im Programm. Die Seminarkosten halten sich in einem überschaubaren Rahmen.

Der Stundenumfang für die Einführungsphase hängt vom Basiswissen der Mitarbeiter ab. Kann der Trainer bei den Teilnehmern auf solide Grundlagen in der professionellen Kommunikation und Gesprächsführung aufbauen, sind weniger Stunden ausreichend. Als Faustregel gilt, dass die Anzahl der Einführungstermine der Teilnehmerzahl entsprechen sollte, damit jeder mindestens ein Mal beraten werden kann.

Die Honorarkosten für den Trainer sind Verhandlungssache und hängen unter anderem vom vereinbarten Stundenumfang ab.

Der Hauptanteil der Kosten besteht in der anfallenden Arbeitszeit der eigenen Mitarbeiter während der Anleitungsphase und bei den späteren regelmäßigen Gruppentreffen. Als Intervall für diese eigenverantwortlichen Treffen hat sich in der Praxis ein Abstand von 4 Wochen bewährt; bei Bedarf sind auch kürzere oder längere Abstände möglich. Wichtig ist, dass immer das nächste und übernächste Treffen vereinbart wird, damit der Kontakt nicht abreißt, falls

Kollegiale Beratung für Pflegeberufe • Ursula Beckmann
© Vincentz Network GmbH & Co. KG Hannover 2013 • ISBN 978-3-86630-234-1

jemand einmal verhindert ist.[2] Als Zeitaufwand für eine Beratungssequenz sind mindestens 75 Minuten einzuplanen.

Bei der Kostenkalkulation ist zu berücksichtigen, dass die Mitarbeiter nach Einführung der Methode über zunehmend gute Beratungs- und Problemlösungskompetenzen verfügen. Deshalb werden die Dienstbesprechungen und Teamsitzungen kürzer und effizienter. Auch die zeitaufwendigen „Aufregergespräche" zwischen Tür und Angel, die sich häufig um die immer gleichen Themen drehen, werden sich reduzieren. Den „Unkosten" stehen also erhebliche Vorteile für die Einrichtung gegenüber, die sich letztlich auch in finanzieller Hinsicht niederschlagen werden.

3.3 Auswahl der Teilnehmer durch den Arbeitgeber

Die Teilnahme an der Kollegialen Beratung sollte grundsätzlich allen Mitarbeitern offen stehen. Die wichtigen Voraussetzungen für das Gelingen der Kollegialen Beratung, Offenheit und Vertrauen (vgl. Kap. 1.c), sollten bereits bei der Auswahl der Teilnehmer berücksichtigt werden. Die in der Praxis manchmal geäußerte Befürchtung von Vorgesetzten, dass es hinterher zwei „Klassen" von Mitarbeitern geben könnte, nämlich die geschulten und die nicht geschulten, kann am sichersten durch eine für alle Mitarbeiter offene Infoveranstaltung ausgeräumt werden.

Es könnte zunächst mit einer Gruppe von 4 – 8 Teilnehmern begonnen werden, um Erfahrungen zu sammeln. Sind diese positiv, können auch die übrigen Mitarbeiter geschult werden.

Eine weitere wichtige Voraussetzung der Kollegialen Beratung ist die Freiwilligkeit. Es kann kein unwilliger Mitarbeiter zur Teilnahme an den Sitzungen mit der Anwendung dieser Methode verpflichtet werden. Oder wie Fallner sagt: „Freiwilligkeit ist eine Selbstverständlichkeit für die Teilnahme. ‚Verordnete' Kollegiale Beratung ist ein Widerspruch in sich."[3]

3.4 Organisation

Für einen reibungslosen Ablauf der Sitzungen wird ein ausreichend großer Raum in der Einrichtung benötigt, in dem die Gruppe ungestört arbeiten kann. Schreibzeug sollte jeder Teilnehmer selbst mitbringen. Ein Flipchart ist für komplexere Themen hilfreich. Um eine angenehme Arbeitsatmosphäre zu schaffen, sollten Getränke, Kekse, Obst und eventuell sogar Schnittchen bereitgestellt werden. Das empfiehlt sich insbesondere dann, wenn Mitarbeiter direkt im Anschluss an ihre Arbeit an der Sitzung teilnehmen.

2 vgl. Fallner/Gräßlin, S. 63
3 Fallner/Gräßlin, S. 10

Kollegiale Beratung für Pflegeberufe • Ursula Beckmann
© Vincentz Network GmbH & Co. KG Hannover 2013 • ISBN 978-3-86630-234-1

3.5 Vereinbarung über die Einhaltung der Verschwiegenheit

Die Befürchtung, die in der Praxis am häufigsten geäußert wird, ist die, dass die Pflicht zur Verschwiegenheit nicht eingehalten wird. Offensichtlich gibt es in Pflegeeinrichtungen in dieser Hinsicht immer wieder schlechte Erfahrungen. Es liegt auf der Hand, dass Offenheit nur gezeigt werden kann, wenn die Gewissheit herrscht, dass die preisgegebenen Informationen über Probleme und Sorgen nebst den dazugehörigen Gefühlen in der Gruppe gut aufgehoben sind. Deshalb wird empfohlen, vor Beginn des Trainings einen Vertrag über die Verschwiegenheitspflicht von allen Beteiligten, auch den Vorgesetzten, unterschreiben zu lassen, der dann Vertrauen und auch eine gewisse Garantie für die Einhaltung dieser Voraussetzung gewährt.

Grundprinzipien für den Erfolg der Kollegialen Beratung:

- Offenheit, Vertrauen, Vertraulichkeit und Verschwiegenheit gehören bei der Kollegialen Beratung untrennbar zusammen.
- Ein Vertrauensbruch würde jede Zusammenarbeit sofort unwiederbringlich zerstören.

Kollegiale Beratung für Pflegeberufe • Ursula Beckmann
© Vincentz Network GmbH & Co. KG Hannover 2013 • ISBN 978-3-86630-234-1

4 Was ist der konkrete Nutzen der Kollegialen Beratung?

4.1 Nutzen für den einzelnen Mitarbeiter?

Kollegiale Beratung

- entwickelt Lösungen für konkrete Praxisprobleme,
- eröffnet neue Perspektiven und Handlungsmöglichkeiten,
- senkt die Angstschwelle vor neuen Herausforderungen,[4]
- schafft mehr Sicherheit im schwierigen Berufsalltag,[5]
- hilft, eingefahrene Verhaltensmuster zu hinterfragen,
- fördert eine differenzierte Reflexion der beruflichen Rolle,
- bietet Entlastung durch Erfahrungsaustausch.

Es schafft immer eine gewisse Erleichterung und auch Genugtuung zu hören, dass Kollegen dieselben Probleme – oder sogar noch schlimmere – haben wie man selbst! Deshalb ist es durchaus legitim, zunächst den Aspekt des Erfahrungsaustausches bei der Einführung der Methode der Kollegialen Beratung in den Vordergrund zu stellen.

4.2 Nutzen für die Einrichtung?

Kollegiale Beratung ist ein effizientes Instrument, um folgende Ziele zu erreichen:

- lösungsorientierte und zügige Besprechung von Fällen und Problemen,
- Vermeidung unnötiger Rivalität zwischen Mitarbeitern oder Teams[6],
- Förderung von Eigenverantwortung im Team,
- Entwicklung von Beratungskompetenzen bei den Mitarbeitern,
- Förderung einer Unterstützungskultur in der Einrichtung,
- Verbesserung der Außenwirkung des Hauses,
- Entlastung der Teambesprechungen von Wiederholungen.

Jede Einrichtung profitiert durch die Zeitersparnis bei Besprechungen, wenn die „Dauerbrennerthemen" im Rahmen der Kollegialen Beratung gelöst werden. Dabei sollte klar sein, dass manche Probleme nicht so gelöst werden können, dass sie völlig verschwinden. Erreichbar ist aber in jedem Fall das Ziel, anders mit der problematischen Situation umgehen zu können. Auch dadurch werden Teamsitzungen und Dienstbesprechungen entlastet und Arbeitszufriedenheit

4 Fallner/Gräßlin, S. 30
5 Fallner/Gräßlin, S. 14
6 Fallner/Gräßlin, S. 30

Kollegiale Beratung für Pflegeberufe • Ursula Beckmann

und Sicherheit des einzelnen Mitarbeiters wachsen im Alltag, wodurch dann wiederum die Einrichtung profitiert.

Letztlich ist ein weiterer wichtiger Faktor für die Einführung der Kollegialen Beratung die Bindung der Mitarbeiter an die Einrichtung. Qualifizierte und engagierte Fachkräfte zu binden und zu behalten, wird immer schwieriger. Deshalb tut jede Pflegeeinrichtung gut daran, sich als attraktiver Arbeitgeber zu präsentieren. Die Frage „Wodurch unterscheidet sich unsere Einrichtung bei dem ‚Kampf' um die besten Köpfe und Hände von den Mitbewerbern auf dem Arbeitsmarkt?" sollte sich jeder Personalverantwortliche selbstkritisch stellen. In zahlreichen Interviews habe ich Altenpflegerinnen und Altenpfleger gefragt, warum sie seit vielen Jahren zufrieden in diesem Beruf arbeiten. Die Antwort war in allen Einrichtungen ähnlich. Als entscheidende Faktoren für eine anhaltende Zufriedenheit und eine hohe Arbeitsmotivation wurden an erster Stelle ein gutes Team – insbesondere Flexibilität und Mitwirkung bei der Dienstplangestaltung – und zweitens ein Arbeitgeber, der die anstrengende Arbeit wahrnimmt und wertschätzt, der Anregungen und Vorschläge ernst nimmt und für Entlastung sorgt, genannt – und zwar genau in dieser Reihenfolge. Wenn man weiß, dass für ein funktionierendes Team nicht nur die einzelnen Teammitglieder mit ihren persönlichen Stärken und Schwächen verantwortlich sind, sondern ebenso die strukturellen Voraussetzungen in einer Einrichtung mitarbeiterorientiert sein müssen, dann hat ein Arbeitgeber mit den o.g. Aspekten schon einmal mehrere „Stellschrauben", an denen er drehen kann, um gute Teams zu erhalten oder zu behalten.

Mit dem Angebot von Kollegialen Beratungsgruppen wird nicht nur handfeste und praxisbezogene Entlastung angeboten, sondern den Mitarbeitern gleichzeitig Wertschätzung vermittelt, weil man die eigenen Mitarbeiter für kompetent genug hält, ihre Probleme selbst zu lösen.

5 Beispiele aus der Praxis

5.1 Erstes Praxisbeispiel: Ärger im Haus Abendsonne

Steffi Stark[7] arbeitet seit 9 Jahren im Altenwohnheim Abendsonne, seit 4 Jahren als Pflegedienstleiterin und stellvertretende Heimleiterin. Sie vertritt einen partnerschaftlichen Führungsstil und kommt damit gut klar. Hin und wieder gibt es Probleme mit einzelnen Mitarbeitern oder bei der Dienstplangestaltung, die Steffi aber mit ihrer ruhigen Art immer wieder gut in den Griff bekommt. In ihrem Führungsstil wird sie von dem Heimleiter Hugo Klatt unterstützt.

Konflikte gibt es allerdings immer wieder im Leitungsteam mit Walburga Koch, der Hauswirtschaftsleiterin. Diese vertritt einen sehr autoritären Stil bei der Mitarbeiterführung. Dadurch kommt es häufig zu Reibereien und Streitigkeiten bei Dienstbesprechungen, die sich dann bis in die Wohnbereiche fortsetzen. Momentan ist es für Steffi besonders nervig, da Hugo schon seit vier Wochen krank ist, noch operiert werden muss und danach auch noch zur Reha fährt, sodass Steffi für weitere vier bis sechs Wochen ohne Hugos Unterstützung dasteht.

Seit einem Vierteljahr nimmt Steffi an einer Kollegialen Beratungsgruppe teil. Die Teilnehmer hatten sich während einer Weiterbildung kennengelernt und beschlossen, nach Abschluss des Seminars mit der Methode weiterzuarbeiten. Ihre jeweiligen Vorgesetzten waren damit einverstanden, sie monatlich drei Stunden dafür freizustellen. Die Teilnehmer kommen aus verschiedenen sozialen Einrichtungen und treffen sich reihum. Die Gruppe setzt sich aus verschiedenen Berufsgruppen zusammen:

- Steffi, 31 Jahre, Pflegedienstleiterin und stellv. Heimleiterin im Haus Abendsonne,
- Sabine, 42 Jahre, Wohnbereichsleiterin in einem anderen Altenheim,
- Paul, 47 Jahre, Sozialpädagoge im sozialen Dienst eines großen Altenhilfezentrums,
- Judith, 29 Jahre, Krankenschwester auf einer internistischen Station,
- Andrea, 51 Jahre, Lehrerin an einer Pflegefachschule,
- Johannes, 39 Jahre, seit einem Jahr Pflegedienstleiter eines ambulanten Dienstes.

Steffi beschließt, ihr Problem in die Gruppe einzubringen. Die Beratungssequenz läuft wie folgt ab:

7 Namen und Personen sind frei erfunden.

Kollegiale Beratung für Pflegeberufe • Ursula Beckmann
 • ISBN 978-3-86630-234-1

Begrüßung und Organisatorisches

Heute trifft sich die Gruppe im Besprechungsraum des ambulanten Dienstes, in dem Johannes arbeitet. Kaffee, Tee, Wasser und Kekse stehen schon auf dem Tisch. Jeder bedient sich, wie er möchte. Wie üblich stürzt sich Andrea auf die Kekse und wird dafür von den anderen aufgezogen. „Ihr wisst ja nicht, was heute wieder bei uns los war, da komme ich einfach nicht zum Essen!“, ist ihre Standardantwort. Johannes begrüßt alle und teilt mit, dass Judith heute erst später kommen kann. Paul informiert die anderen, dass er zehn Minuten früher gehen muss, weil seine Tochter krank ist.

Eröffnungsrunde

Johannes beginnt mit seinem Statement: Er ist gut erholt aus dem Urlaub zurück; beim letzten Treffen hatte er Ratschläge erhalten zum Umgang mit einer ständig nörgelnden Angehörigen eines Bewohners, die er gut umsetzen konnte. Dann geht es zügig im Uhrzeigersinn weiter. Die Gruppe hatte sich beim dritten Treffen darauf verständigt, dass immer der jeweilige Gastgeber starten sollte. Zuvor hatten sie viel Zeit verloren mit dem in vielen Gruppen üblichen Hin und Her, wer nun den Anfang machen sollte. Sie haben inzwischen auch gelernt, sich gegenseitig zu ermahnen und zu unterbrechen, wenn jemand mit seinem Statement zu ausufernden Erzählungen abschweift.

Am Ende dieser Phase ist klar: Johannes und Andrea bringen heute keine Frage mit, Paul geht es gar nicht gut, weil seine Tochter ernsthaft erkrankt ist und seine Frau und er sich deshalb große Sorgen machen. Er bittet deshalb die anderen, ihn heute nur als „Statisten“ zu betrachten. Judith schildert, dass sie sich oft über eine Kollegin ärgert, die ständig zu spät kommt; zum Umgang mit dieser Kollegin hätte sie gern einen Rat. Sabine befürchtet, dass sich eine Patientin über sie bei der Pflegedienstleitung beschwert hat, und möchte von den anderen wissen, was sie tun soll.

Steffi stellt ihr Problem mit der Hauswirtschaftsleiterin vor und drängt auf eine Beratung durch die Gruppe.

Festlegung der Beratungssequenzen

Nach kurzer Abwägung ist klar, dass Steffis Problem Vorrang haben soll, weil sie sehr unter der Situation leidet und nicht mehr weiß, was sie machen soll. Dafür wird die volle Zeit von 75 Minuten eingeplant.

Wenn alle konzentriert und diszipliniert arbeiten, können sie noch zwei kleinere Beratungsrunden für den Ärger von Judith und für Sabines Frage schaffen. Beide sind aber auch damit einverstanden, dass ihre Probleme vertagt werden, falls die zur Verfügung stehende Zeit nicht ausreicht.

Verteilung der Moderatorenrolle

Die Gruppe hat noch immer ein in der ersten Sitzung erstelltes Flipchartblatt mit den zehn Phasen an der Wand hängen, wenn sie tagt. Es wird gehütet wie ein „Schatz" und am Schluss einer jeden Sitzung feierlich eingerollt und vom nächsten Gastgeber mitgenommen. Es erleichtert dem Moderator, durch die Beratungssequenz zu führen, und die Gruppe kann sich orientieren, wie weit sie ist und wie viel Zeit sie noch hat.

Heute übernimmt Sabine bereitwillig die Moderation. Falls für ihr eigenes Beratungsproblem zum Schluss noch Zeit bleibt, will Johannes die Runde moderieren.

Falldarstellung und Befragung

Jetzt gibt Sabine den „Startschuss": „So, Ruhe, nun ist Steffi dran!"

„Ja, also, ich habe euch ja schon häufiger von meinen Problemen mit Walburga berichtet. Ich kann einfach die Art, wie sie mit ihren Mitarbeitern umgeht und wie sie davon erzählt, überhaupt nicht ab! Diese entwürdigende Sprache regt mich richtig auf! Sie pfuscht mir auch auf den Wohnbereichen ständig bei meinen Pflegekräften dazwischen, schnauzt sie an, wenn eine Änderung für die Diät eines Bewohners ein paar Minuten zu spät kommt oder Ähnliches. Wenn ich sie nur sehe, kriege ich schon Magenschmerzen."

Sabine, als Moderatorin, versucht, bei der Befragung von Steffi Wiederholungen zu verhindern: „Also das haben wir gerade schon – mit anderen Worten – gehört. Das dreht sich jetzt im Kreis."

Bald wird deutlich, dass die Berater sich die „Leitungsrunde" im Haus Abendsonne, in der die Besprechungen stattfinden, nicht so richtig vorstellen können. Steffi versucht nun mithilfe von Sabine, in einer Zeichnung die Personen und deren Beziehungen untereinander auf dem Flipchart darzustellen. So entsteht ein buntes Organigramm der Führungsebene ihrer Einrichtung: Hugo, der kranke Heimleiter, oben; dann nebeneinander Steffi als stellvertretende Heimleiterin und Pflegedienstleiterin, Walburga als Hauswirtschaftsleiterin, Simone als Leiterin des Sozialen Dienstes und Edith als Qualitätsbeauftragte. Schon während der Entstehung der Zeichnung wird Steffi einiges klar: „Hm, die Edith steht etwas tiefer als die anderen. Hm, also ich müsste etwas näher an Hugo stehen. Und dann ganz viele Blitze zwischen mir und Walburga! Und ach, noch weiter oben als Hugo, aber mit Abstand, noch den Geschäftsführer." Jetzt erkennt Steffi, dass nicht alle Mitglieder in ihrem Leitungsteam auf der gleichen Hierarchieebene stehen, wie sie es bisher immer gedacht hatte. Außerdem durchschaut sie jetzt Sympathien („Kaum Blitze zwischen Walburga und Simone!"), Antipathien und verdeckte Koalitionen. Ihr wird deutlich, wie kompliziert die Beziehungen auf der Leitungsebene in ihrer Einrichtung im Alltag tatsächlich sind.

In der sich anschließenden Befragung probieren die Berater verschiedene Fragetechniken (vgl. Exkurs) aus: „Steffi, was meinst du genau, wenn du sagst, du kannst Walburga ‚nicht ab'? Was stört dich konkret?" „Höre ich aus deinen Worten Ärger oder eher Resignation heraus?" „Hast du schon mal überlegt, was Walburga über dich denkt?"

Andrea versucht es mit der Methode des „Kopfstand-Brainstorming".[8] Bei diesem scheinbar paradoxen Vorgehen muss sich der Ratsuchende vorstellen, was er bzw. in diesem Falle sie tun könnte, damit die Situation noch schlimmer wird. Steffi fällt darauf nur ein: „Ich müsste ihr eine Beule in ihr über alles geliebtes Auto treten."

Sabine achtet auf die Einhaltung der Zeitvorgabe und kündigt die nächste Phase an: „So, ich glaube, wir können uns jetzt die Situation gut vorstellen. Wir haben schon ein paar Minuten überzogen. Das ist noch in Ordnung, aber jetzt müssen wir mit unseren Hypothesen weitermachen."

EXKURS

Methodenbaustein „Verschiedene Fragetechniken 1"

Das „Konkretisieren" ist eine relativ einfache Fragetechnik, bei der man den Gesprächspartner lediglich dazu auffordert, das Gesagte genauer und konkreter zu beschreiben.
Das „Einfühlende Verstehen" stammt aus der sog. Klientenzentrierten Gesprächsführung nach Carl Rogers.[9] Hierbei versucht man das zugrunde liegende Gefühl des Gesprächspartners herauszufinden. Es empfiehlt sich dabei, die Gefühle, die möglicherweise infrage kommen, in einem Fragesatz zu formulieren und dem Gesprächspartner damit die Gelegenheit zu geben, das eine oder andere Gefühl als passend zu erkennen oder seinem eigenen Gefühl auf die Spur zu kommen. Wichtig ist hierbei, einen offenen Tonfall zu verwenden. Man könnte diese Technik auch als „Lesen zwischen den Zeilen" bezeichnen.
Mit „Zirkulären Fragen"[10] soll der Ratsuchende sich in seinen Problempartner hineinversetzen; er soll sozusagen eine Außenperspektive einnehmen. Diese Fragetechnik stammt aus dem sog. Systemischen Arbeiten. Die psychologische Richtung der Systemtheorie geht davon aus, dass die Probleme, die ein Einzelner hat, selten ausschließlich persönliche Probleme sind, sondern dass in der Regel das gesamte System (z.B. eine Familie, eine Schulklasse oder ein Arbeitsteam) mit seinen komplexen Beziehungen untereinander die Ursache für ein Problem darstellt.

8 Tietze, S. 122
9 vgl. Alterhoff, G.: Grundlagen klientenzentrierter Beratung
10 Tietze, S. 238

EXKURS

Methodenbaustein „Kopfstand-Brainstorming“

Gut einsetzbar ist diese Methode, wenn es bereits viele erfolglose Versuche gab, um die schwierige Situation zu verbessern. Oder wenn Unklarheit besteht über den eigenen „Beitrag zum Entstehen und zur Fortdauer des Problems oder zur Verhinderung einer Lösung“[11]. Der Sinn der Methode ist die Verfremdung des Problems.
Die Leitfragen lauten hierbei immer: Was kann man tun, um das Gegenteil von dem zu erreichen, was man eigentlich möchte? Wie kann man die Situation verschlimmern? Der Ratsuchende kann sich dadurch sehr schnell von seiner Perspektive distanzieren, und „diese Distanz macht den Weg frei für eine neue Betrachtung der Lage“[12]
Eine geübte Beratergruppe kann diese Methode außerdem nutzen, um den Ratsuchenden durch sensible Formulierungen und in eher spielerischer Form auf eigenes problematisches Verhalten hinzuweisen, das möglicherweise zur Beibehaltung der Situation beiträgt und der Lösung des Problems im Wege steht.

Hypothesen

Steffi setzt sich mit dem Rücken zur Gruppe, schaut aus dem Fenster, hört aber dennoch konzentriert zu und macht sich Notizen. Sabine leitet diese Phase mit den Worten „Wir tun jetzt so, als sei Steffi gar nicht im Raum“ ein. Die Beratergruppe stellt jetzt mehr oder weniger wilde Vermutungen über die Ursachen und die Entstehung des Konflikts zwischen Steffi und Walburga an: „Vielleicht erinnert Walburga sie an eine besonders schlimme Lehrerin oder eine fiese Tante aus ihrer Kindheit?“ „Oder es liegt daran, dass Walburga schon seit 20 Jahren im Haus arbeitet und Steffi erst seit vier Jahren eine Leitungsaufgabe hat, dass sie dadurch verunsichert wird?“ „Oder dass Walburga das größere und hellere Büro hat?“ „Vielleicht versucht sie Steffi in Abwesenheit von Hugo vor den anderen vorzuführen?“

11 Tietze, S. 122
12 Tietze, S. 123

Zusätzlich probieren die Berater heute noch die Methode „Umdeuten".[13] Hierbei werden negative Äußerungen – wie in diesem Beispiel von Steffi über die Hauswirtschaftsleiterin Walburga – von der Gruppe in positive umgewandelt. Nicht alles ist hierbei ernst gemeint, aber ein wahrer Kern ist in jeder Umdeutung enthalten.

Steffi hatte in Phase 5 genervt gesagt:
„Der Konflikt mit Walburga dauert schon so lange, sie wird sich nie ändern!"
Die anderen Teilnehmer deuten um:

- „Bewundernswert. Eine konsequente Frau!"
- „Es hat dem Haus bisher doch nicht geschadet: Diesen Konflikt gibt es schon so lange, die Fluktuation unter den Mitarbeitern ist trotzdem gering."
- „Die Walburga hat eben einen starken Charakter und gibt nicht so schnell auf."
- „Bei ihr weiß man, was man hat: Der Ärger in den Dienstbesprechungen ist berechenbar."

Steffi hatte in Phase 5 gefordert:
„Die Walburga passt einfach nicht ins Team."
Die anderen deuten um:

- „Sieh' das doch mal positiv: Jede Gruppe versteht sich immer dann besonders gut, wenn sie einen gemeinsamen ‚Feind' hat."
- „Die Hauswirtschaftsleitung hängt ihr Mäntelchen eben nicht nach dem Wind!"
- „Durch den anderen Stil muss man seine eigene Meinung immer wieder rechtfertigen. Da übt man sich im Argumentieren."
- „Wahrscheinlich ist Walburga auf den Job angewiesen, sonst hätte sie sich doch schon längst etwas anderes gesucht."

EXKURS

Methodenbaustein „Umdeuten"

Das Umdeuten – auch „positives Konnotieren" oder „Reframing"[14] genannt – ist immer dann eine empfehlenswerte Methode, wenn der Ratsuchende von Klagen über die Umstände der Problemsituation oder von Kritik am Verhalten beteiligter Personen vollständig gefangen genommen erscheint und er sich die Lösung des Problems eigentlich durch Änderung im Verhalten der anderen erwünscht. Da es grundsätzlich nicht möglich ist, andere gegen ihren Willen „zu erziehen", können

13 Tietze, S. 180 ff.
14 Tietze, S. 181

die Berater dem Ratsuchenden mit dieser Methode helfen, dem – vorgeblichen – Fehlverhalten positive Aspekte abzugewinnen, indem man wie in dem o.g. Beispiel den negativen Aspekten positive Seiten gegenüberstellt. Das wirkt ebenfalls einer unnötigen Verhärtung der „Fronten" entgegen.
Für die Durchführung der Methode werden zwei oder drei zentrale negative Aussagen aus der Schilderung des Ratsuchenden vom Moderator auf einem Flipchartblatt notiert. Danach muss sich jeder Berater zu jeder Aussage einen umgedeuteten positiven Satz überlegen. Diese Sätze werden ebenfalls auf dem Flipchart festgehalten. Meistens sind auch lustige Ideen dabei, so dass diese Methode gleichzeitig zur Entspannung der Situation beiträgt.

Stellungnahme

Steffi kehrt in die Runde zurück. Einige Vermutungen weist sie sofort entschieden zurück: „Nein, Erinnerung an Lehrerin oder Tante passt gar nicht. Auch Neid auf das Büro kommt nicht infrage, da steh' ich drüber. Ja, dass sie mich manchmal unsicher macht in meiner Leitungsrolle, kann schon sein. Und dass sie mir unbewusst klar macht, wie sehr ich noch bei manchen Fragen auf Hugos Unterstützung angewiesen bin, kann auch sein. Vielleicht überreagiere ich dann in einigen Situationen." Die positive Umdeutung von Walburgas Verhalten findet Steffi witzig und durchaus bedenkenswert: „Also, dass man ihre Konsequenz und ihre Bereitschaft, immer wieder die gleichen Konflikte auszufechten, auch bewundern könnte, auf die Idee wäre ich gar nicht gekommen."

Lösungsvorschläge

Steffi zieht sich erneut aus der Runde zurück und macht sich Notizen.

Johannes würde an Steffis Stelle Walburga bei der nächstbesten Gelegenheit abmahnen und danach kündigen. Andrea hält nichts von der „harten Tour" und schlägt ein Gespräch zusammen mit dem Geschäftsführer vor, um Walburga den Ernst der Lage klar zu machen. Judith meint, eine nette Einladung zum Tee könne weiterhelfen. Und Paul rät Steffi, an ihren Führungsfähigkeiten zu arbeiten und an einer Fortbildung zum Thema „Teamentwicklung und Mitarbeitermotivation" teilzunehmen. Sabine hält das Problem für zu groß und verwickelt, als dass man es in Kürze lösen könnte, dafür schwele der Konflikt auch schon zu lange, deshalb schlägt sie die Methode „Ein erster kleiner Schritt"[15] vor. Bei dieser Methode kann sich der Ratsuchende überlegen, wie ein erster realistischer Schritt aussehen könnte, um mit der Problemlösung anzufangen.

Sabine ist der Meinung, Steffi solle sich nicht der Illusion hingeben, man könne einen seit Jahren dauernden Streit im Handumdrehen lösen.

15 Tietze, S. 126

Entscheidung

Steffi gefällt die Methode „Erster kleiner Schritt“ am besten und nimmt sich vor, ein offizielles Gespräch mit Walburga zu führen, in dem sie ganz klar ihre Position als stellvertretende Heimleitung herausstellt, die Folgen von Walburgas Verhalten für die übrigen Mitarbeiter beschreibt und von Walburga eine Änderung ihres Verhaltens fordert.

Außerdem betont sie, wie sehr ihr die Fragen, Hypothesen und Lösungsvorschläge der Berater geholfen haben und ihre Sicht auf das Problem erweitern. Sie erkennt jetzt durchaus auch Vorteile im Verhalten von Walburga, sieht ihre eigenen Anteile an dem Problem klarer, und sie hat Lösungsvorschläge erhalten, auf die sie allein nicht gekommen wäre. Und vielleicht macht sie ja demnächst eine Fortbildung zum Thema „Führungsverhalten“, wie Paul es ihr geraten hatte. Am Ende der Sitzung ist der Konflikt zwar nicht gelöst, aber Steffi hat für sich einen neuen Blickwinkel erfahren und kann deshalb gelassener mit den Schwierigkeiten in ihrer Einrichtung umgehen.

EXKURS

Methodenbaustein „Erster kleiner Schritt“

Wenn das Problem sehr komplex oder die Situation festgefahren ist, erscheint eine realistische Gesamtlösung nahezu unmöglich. Der Wunsch, die Schwierigkeiten endlich loszuwerden, verstellt oft den Blick auf realistische Ansatzpunkte. Dann sollte die Gruppe sich die Frage stellen, wie man überhaupt weiterkommen kann. Dabei hilft die Frage, wie der nächste kleine, konkrete Schritt zur Veränderung der augenblicklichen Lage für den Ratsuchenden aussehen könnte. Ziel dieser Methode ist dann nicht, eine Komplettlösung zu finden, sondern zunächst einmal Bewegung in die Situation zu bringen.

Feedback und Abschluss

Zum Schluss sagt jeder noch einen kurzen Satz darüber, was ihm gut oder nicht so gut gefallen hat, ob er etwas gelernt hat und was das für seine Alltagspraxis bedeutet. Sabine bedankt sich als Moderatorin bei allen Beteiligten und übergibt ihre Rolle an den nächsten Moderator für die nächste Beratungsrunde.

5.2 Zweites Praxisbeispiel: Immer wieder diese Frau Gold!

Im Seniorenzentrum St. Martin[16] wurden vor einem Vierteljahr Kollegiale Beratungsgruppen für alle Teams eingeführt. Seitdem treffen sich die acht Pflegekräfte des Wohnbereichs Eichenhof in sechswöchigem Turnus von 19.30 bis 21.30 Uhr, um sich unter Anleitung einer externen Trainerin gegenseitig zu beruflichen Problemen zu beraten und die Methode der Kollegialen Beratung zu erlernen. Die Stunden zählen zur Arbeitszeit.

Die Einrichtungsleitung hat eine externe Trainerin gebucht, damit alle Pflegekräfte im Haus die Methode erlernen und danach selbständig mit dieser Methode weiterarbeiten können. Für jedes Team sind acht Termine vereinbart worden. In dem Konzept, das die Trainerin nach Absprache mit den Leitungskräften für dieses Haus erarbeitet hat, ist Folgendes festgelegt worden:

Jede Sitzung besteht aus einem kurzen theoretischen Teil. Dort werden wichtige Inhalte zur Kommunikation und Gesprächsführung wiederholt und neue Methoden vorgestellt. Für einige Teammitglieder sind diese Infos eine reine Wiederholung, andere werden dadurch „auf den Stand" gebracht. In den ersten drei Sitzungen wurden bereits die Themen „Kommunikationsmodelle", „Konstruktives Feedback" und „Rollenkonflikte" behandelt. In dem zweiten praktischen Teil jeder Sitzung steht jeweils eine Beratungssequenz im Mittelpunkt.

Das Team des Wohnbereichs Eichenhof besteht aus:

- Doris, 47 Jahre, staatl. anerk. Altenpflegerin, Wohnbereichsleitung,
- Gerd, 44 Jahre, Krankenpfleger, stellv. Wohnbereichsleitung,
- Regina, 53 Jahre, staatl. anerk. Altenpflegerin,
- Simone, 24 Jahre, staatl. anerk. Altenpflegerin,
- Claudia, 51 Jahre, Altenpflegehelferin,
- Beate, 27 Jahre, Altenpflegehelferin,
- Stefan, 34 Jahre, Altenpflegehelfer,
- Tim, 19 Jahre, Bufdi (Bundesfreiwilligendienstler).

Begrüßung und Organisatorisches

Die Gruppe trifft sich wie üblich im Besprechungsraum unter dem Dach des Seniorenzentrums. Der Raum liegt weit „vom Schuss", ist mit Flipchart und Overheadprojektor ausgestattet und bietet ausreichend Platz für alle. Einige Blümchen auf dem Tisch sorgen für etwas Gemütlichkeit. Für das leibliche Wohl ist wie immer durch die Küche gesorgt: Auf einem Servierwagen stehen Schnittchen und Getränke bereit, und jeder bedient sich. Heute ist die Gruppe unvollständig: Gerd ist krank und Beate hat Urlaub.

Die Trainerin begrüßt die Anwesenden und klärt einige organisatorische Dinge: Claudia hat ihr Mobiltelefon auf dem Tisch liegen, weil sie einen wich-

16 Namen, Personen und Handlung sind erfunden.

Kollegiale Beratung für Pflegeberufe • Ursula Beckmann
© Vincentz Network GmbH & Co. KG Hannover 2013 • ISBN 978-3-86630-234-1

tigen Anruf erwartet, und Tim muss 15 Minuten früher gehen, um den letzten Bus zu erreichen. Morgen hat er ein Fußballspiel um den Aufstieg in die Bezirksliga.

Eröffnungsrunde

Die Eröffnungsrunde wird von der Trainerin eingeleitet. Sie sagt einige Sätze zu ihrer eigenen momentanen Befindlichkeit, dass sie sehr viel Arbeit hat, sich gerne an die letzte Sitzung mit dieser Gruppe erinnert, weil sie recht zufriedenstellend gearbeitet hatten, und dass sie sich auf die heutige Sitzung freut.

Dann geht es weiter mit demjenigen Teilnehmer, der links von ihr sitzt. Das ist heute Claudia; sie berichtet kurz von einem Vorfall im Wohnbereich, der sich vor einigen Tagen ereignet hat und der die Teammitglieder sehr erschreckt hat. Herr P. war aus dem Bett gefallen und hat sich den Arm angebrochen. Der Ablauf des Vorfalls und mögliche Ursachen sind anschließend ausführlich mit den Pflegekräften, der Wohnbereichsleitung und der Pflegedienstleitung erörtert worden. Nach wie vor beschäftigt dieses Ereignis die Gemüter.

Achtung:
Für die Trainerin ist es wichtig, über ein solches Ereignis informiert zu sein, auch wenn niemand Bedarf anmeldet, den Vorfall zum Thema in dieser Sitzung zu machen. Es könnte nämlich trotzdem sein, dass sich einzelne Teilnehmer – und sei es nur unbewusst – noch mit dieser Situation beschäftigen. Dann sollte dieses Thema mehr Raum bekommen, weil es andernfalls die Konzentration stören könnte.

Tim hat andere Dinge im Kopf: „Leute, ich war zwar auch erschrocken über Herrn P., aber ich hab' im Augenblick nur unser Spiel morgen auf'm Schirm. Wenn wir das verlieren, haben wir ein echtes Problem. Aber dabei könntet ihr mir sowieso nicht helfen. Ich hoffe, ihr habt Verständnis."

Jetzt ist Simone dran: „Ich möchte auch noch mal ganz kurz auf die Situation mit Herrn P. zurückkommen. Ich finde, dass wir alles richtig gemacht haben. So etwas kann passieren und zum Glück hat Herr P. sich nichts Schlimmeres getan. Mich beschäftigt aber immer noch mein Problem mit Frau Gold viel mehr. Das macht mich richtig fertig!"

Auch Doris, die Wohnbereichsleitung, bestätigt kurz, dass der Vorfall mit Herrn P. ja zum Glück gut ausgegangen sei und keinem der Mitarbeiter ein Vorwurf gemacht werden könne. Sie beschäftigt seit längerem ein anderes Problem, nämlich wie sie den Spagat zwischen ihrer Leitungsposition und ihren familiären Belastungen besser hinkriegen kann. Zu diesem Rollenkonflikt möchte sie sich demnächst in der Runde beraten lassen.

Auch Regina denkt noch immer oft an den Sturz von Herrn P.: „Ich bin heilfroh, dass der Sturz so glimpflich abgelaufen ist." Sie möchte alsbald die Kollegiale Beratungsgruppe nutzen, um zu überlegen, wie man so etwas in Zukunft verhindern kann.

Stefan ist wie immer sehr ruhig und zurückhaltend. Beratungsbedarf für sich hat er momentan nicht. Abgesehen davon, dass er eine kleine Erkältung hat, geht es ihm gut.

Festlegung der Beratungssequenzen

Heute geht es sehr schnell, die Beratungssequenzen zu verteilen, weil nämlich bei der letzten Sitzung bereits vereinbart worden war, dass Simones Problem mit Frau Gold beraten werden soll. Nach kurzer Rückfrage sind sich alle einig, dass es dabei bleiben soll.

Verteilung der Moderatorenrolle

Bisher hatte die Trainerin diese Rolle übernommen. Heute soll zum ersten Mal jemand aus dem Team die Moderation übernehmen. Doris erklärt sich bereit, schließlich leitet sie auch immer die Teamsitzungen und die Übergabegespräche, so dass sie eine gewisse Erfahrung hat. Zur Unterstützung hängt die Trainerin ein Flipchartblatt mit den einzelnen Phasen eines Kollegialen Beratungsgesprächs auf, damit sich alle orientieren können, in welcher Phase sie sich gerade befinden und worauf sie achten müssen. Außerdem steht die Trainerin im Hintergrund als Hilfestellung zur Verfügung.

Falldarstellung und Befragung

Jetzt geht es richtig los. Simone schildert ihre Schwierigkeiten mit Frau Gold. Zwar haben alle Teammitglieder Probleme mit dieser Bewohnerin, aber Simone leidet besonders darunter. Sie schildert die Gesamtsituation für die Trainerin, die die Bewohnerin ja nicht kennt:

„Frau Gold ist erst 67 Jahre alt und wohnt seit 2 Jahren bei uns im Heim. Sie ist infolge eines Bandscheibenvorfalls in der Halswirbelsäule und nach einer misslungenen Operation gelähmt. Nur ihren linken Arm kann sie noch ein wenig bewegen. Sie war in ihrem ganzen bisherigen Leben sehr aktiv, hatte im Kirchenchor gesungen, eine große Familie versorgt, ihren Vater jahrelang gepflegt und häufig die beiden Enkelkinder ihrer geschiedenen Tochter betreut. Deshalb können wir alle gut verstehen, warum sie sich mit ihrer eigenen Pflegebedürftigkeit so schwer tut. Sie kann sich einfach nicht damit abfinden, dass sie nun von anderen abhängig ist. Mit ihrer Unzufriedenheit und der ständigen Nörgelei hat sie es geschafft, ihre gesamte Familie gegen sich aufzubringen. Sie bekommt deshalb nur selten Besuch, was sie zusätzlich als Undankbarkeit und himmelschreiende Ungerechtigkeit empfindet. Wir sind deshalb ihre Blitzableiter. Mit ihren Extrawünschen hält sie alle auf Trab und schikaniert uns, wo sie kann."

Allgemeines Kopfnicken in der Runde bestätigt Simones Bericht. Simone schildert nun die immer wiederkehrende Situation, die ihr am meisten Schwierigkeiten bereitet:

„Wenn ich mit der Körperpflege und dem Lagern fertig bin, hat sie sofort wieder was zu meckern. Die Kissen sitzen nicht richtig, das Kopfteil des Bettes ist zu hoch oder zu niedrig. Das Fenster soll auf oder zu, die Heizung ist zu warm oder zu kalt. Wie ich es auch gerade mache, es ist grundsätzlich falsch! Ich komme nicht dazu, das Zimmer zu verlassen. Immer wieder ruft sie mich zurück. Dabei habe ich doch auch noch andere Bewohner zu versorgen. Manchmal beleidigt sie mich auch persönlich, wirft mir Ungeschicklichkeit und Unfähigkeit vor. Ich sag' dann lieber nichts dazu, weil sie mir auch irgendwie leid tut."

„Deinen letzten Satz versteh' ich nicht", meldet sich Stefan umgehend zu Wort, „warum tut sie dir leid? Wir tun hier alle unser Bestes, du auch. Du bist eine gute Altenpflegerin, das können wir als Kollegen wohl beurteilen. Frau Gold ist immer tiptop gepflegt, die hat gar keinen Grund zu meckern." Simone erklärt, wie sehr sie das Schicksal der Bewohnerin berührt und dass die Frau ihr aus tiefstem Herzen leid tue, weil sie unverschuldet in die völlige Hilflosigkeit geraten ist, und weil sie gut nachempfinden könne, dass eine solche Situation für einen so aktiven Menschen, der immer viel für andere getan hat, besonders schlimm sein muss.

Tim fragt, warum Simone nicht einfach überhört, wenn sie von Frau Gold zurückgerufen wird: „Wenn du doch genau weißt, dass alles in Ordnung ist, warum gehst du dann nicht einfach raus und tust so, als wenn du sie nicht gehört hättest?" Das ließe sich nicht mit ihrem Verständnis von einer guten Pflegebeziehung vereinbaren, meint Simone.

Regina will von Simone wissen, ob sie sich über die falschen fachlichen Beschwerden und Beschimpfungen richtig ärgert oder ob sie sich dadurch nicht getroffen fühlt. „Na ja, ich weiß ja, dass ich gute Arbeit mache und mir fachlich nichts vorwerfen lassen muss. Ich würde aber auch gerne mal ein nettes Wort von Frau Gold hören."

„Gibt es eigentlich auch mal Tage, an denen Frau Gold anders reagiert?", will Claudia wissen. Nach kurzem Nachdenken verneint Simone die Frage: „Nö, eigentlich ist sie immer schlecht drauf."

Auf Nachfrage der Trainerin erläutert Simone, was sie unter einer guten Pflegebeziehung versteht: „Also, die Frau Gold hat jetzt nur noch uns, nachdem ihre Familie sie kaum noch besucht. Und ich bin der Meinung, dass es zu unseren Aufgaben als Pflegekräfte gehört, diesen Mangel nach unseren Kräften auszugleichen."

Als keiner mehr das Bedürfnis nach weiteren Fragen hat, erklärt Doris die Befragungsrunde für beendet.

EXKURS

Methodenbaustein „Verschiedene Fragetechniken 2"

Sog. Alternativfragen[17] sind immer dann angebracht, wenn man den Ratsuchenden dazu anregen will, sich Gedanken über die Ursachen und die Begleitumstände einer problematischen Situation zu machen. Das geht relativ einfach, indem man zur Reflexion über die Frage „Ist dieses Verhalten die Regel oder eher die Ausnahme?" anregt. In unserem Beispiel versucht es Claudia mit ihrer Nachfrage, ob es im Verhalten von Frau Gold Ausnahmetage gibt. Hier hilft die Frage nicht weiter. Aber häufig fallen dann doch Änderungen im Verhalten oder im Ablauf auf und mögliche Ursachen werden dadurch erkannt.

Hypothesen

Simone rückt ihren Stuhl ein wenig zurück, damit deutlich wird, dass sie in den nächsten fünf Minuten nur zuhören wird. Doris, als Moderatorin, fordert die anderen auf, Vermutungen über Entstehung und Ursachen von Simones Problem zu äußern. „Also du bist immer viel zu freundlich zu allen und lässt dich leicht ausnutzen." „Ich glaube ja, dass manche dich nicht ernst nehmen, weil du noch sehr jung aussiehst, außerdem lächelst du fast ununterbrochen und sprichst oft sehr leise, das wirkt dann einfach unsicher", meint Stefan. „Also, ich denke, dass Simones Ansprüche an eine gute Pflegebeziehung viel zu hoch sind, damit muss sie zwangsläufig scheitern. Sie ist nun mal eine Perfektionistin." „Simone muss aufpassen, dass sie sich nicht für das Schicksal der Bewohner verantwortlich fühlt. Als Pflegekräfte sind wir für gute Pflege zuständig und nicht auch noch dafür, dass unsere Bewohner ständig zufrieden sind und gute Laune haben. Dafür müssen sie schon selbst sorgen."

Stellungnahme

Simone rückt ihren Stuhl wieder vor und äußert sich zu den Vermutungen ihrer Kollegen.

„Hm, dass ich so leise spreche, war mir bisher gar nicht bewusst, da könnte ich in Zukunft grundsätzlich drauf achten, das ist sicher kein Problem. Aber dass mir meine Freundlichkeit als Unsicherheit ausgelegt werden könnte … Schade eigentlich. Und dass ihr alle meint, ich hätte viel zu hohe Ansprüche an meine Arbeit, das gibt mir ernsthaft zu denken. In meiner Ausbildung habe ich das schon zu hören bekommen, so von wegen Praxisschock und, dass man den Spagat zwischen Engagement und Realität hinkriegen muss, wenn man auf Dauer in diesem Beruf zufrieden bleiben will. Ich habe schon manchmal dran gedacht, ob

17 Tietze, S. 237

diese Arbeit überhaupt richtig für mich ist. Wenn wir mehr Bewohner wie Frau Gold hätten, dann hätte ich schon längst aufgehört."

Lösungsvorschläge

Alle schweigen zunächst betroffen über die Äußerungen ihrer Kollegin. Regina holt tief Luft, um ihre Meinung dazu zu sagen, wird aber von der Moderatorin zurückgehalten: „Denkt dran, keine Diskussionen. Das gehört nun einmal nicht zu dieser Methode."

Doris in ihrer Rolle als Wohnbereichsleitung bietet Simone an, sich in einem ausführlichen Gespräch mit ihr über grundsätzliche Aufgaben einer Pflegekraft und die Möglichkeiten zur Abgrenzung auszutauschen.

Stefan schlägt ihr vor, dass sie sich vor Dienstbeginn vor den Spiegel stellen soll und einen „ernsten und wichtigen" Gesichtsausdruck üben soll. Und Regina rät, der Frau Gold ruhig einmal deutlich die Meinung zu sagen, dass sie sich schikaniert fühle und sich das nicht länger bieten lassen möchte. „Wenn das dann nicht hilft, dann drohst du ihr mit der Pflegedienstleitung." Tim findet seine Lösung, in so einer Situation die Ohren auf Durchzug zu stellen und nach getaner Arbeit das Zimmer zu verlassen, immer noch am besten.

Die Moderatorin schlägt ihnen zu Übungszwecken als neue Methode „Überraschungen erfinden"[18] vor. In einem kurzen theoretischen Exkurs erläutert sie, was man darunter versteht.

EXKURS

Methodenbaustein „Überraschungen erfinden"

Immer dann, wenn die Lage festgefahren erscheint und erfolgreiche Lösungsversuche nicht in Sicht sind, kann man überlegen, mit welchen ungewöhnlichen Ideen man Bewegung in die Situation bringen kann. Wenn zwischenmenschliche Probleme ein Stadium erreicht haben, in dem scheinbar nichts mehr geht, kann man sich sog. positive Überraschungen ausdenken. Diese sollen dazu dienen, den Kreislauf, man könnte fast sagen, den Teufelskreis, aus Handlungen und Reaktionen auf ebendiese Handlungen zu unterbrechen und dadurch die festen Muster im Verhalten der beteiligten Personen aufzubrechen. Dabei können auch lustige Vorschläge gemacht werden, die nicht unbedingt ernst gemeint sein müssen. Wichtig ist, aus dem gewohnten Denken herauszukommen. Oft lassen sich nämlich aus ausgefallenen Ideen durchaus ernsthafte Vorschläge entwickeln.

18 Tietze, S. 175

Tim ist begeistert: „Die Frau Gold war doch im Chor, wir könnten uns doch alle mal für fünf Minuten in ihrem Zimmer versammeln und ihr etwas vorsingen." „Oder Simone verkleidet sich mal ganz gruselig." „Oder Simone setzt sich, wenn sie fertig ist, neben das Bett und fragt, ob sie noch etwas für sie tun könne, vorlesen vielleicht oder ihr etwas erzählen, anstatt wie üblich gehetzt aus dem Zimmer zum nächsten Bewohner zu flitzen." „Sie könnte ihr einen selbstgebackenen Kuchen mitbringen." „Sie könnte ihr ihre Fotos vom letzten Urlaub zeigen."

Die Ideen sprudeln nur so, und alle haben viel Spaß dabei.

Entscheidung

Simone lehnt den Vorschlag von Stefan, sich jeden Morgen vor den Spiegel zu stellen und ein wichtiges Gesicht zu üben, entschieden ab: „Dabei käme ich mir vor wie eine schlechte Schauspielerin. Ich bin nun mal freundlich und will das auch gar nicht ändern!" Und den Ratschlag von Tim, die Äußerungen von Frau Gold, mit denen sie immer wieder am Verlassen des Zimmers gehindert wird, einfach zu ignorieren, möchte sie ebenfalls nicht annehmen. „Aber ich denke, ich sollte mir auf die Dauer schon ein dickeres Fell zulegen. Ich weiß nur nicht, wie ich das anfangen soll, ohne meine Ideale aufzugeben. Das Gesprächsangebot von Doris nehme ich gerne an, das ist vielleicht erst einmal ein Anfang."

Aber am besten gefallen ihr die lustigen Ideen ihrer Kollegen: „Das mit dem Chor sollten wir wirklich mal machen. Ich könnte die Dirigentin spielen, das würde mir gefallen. Außerdem fällt mir dabei ein, dass ich immer gerne im Schulchor gesungen habe. Vielleicht könnte ich mit Frau Gold einmal über Lieblingslieder ins Gespräch kommen."

Außerdem überlegt Simone, ob sie demnächst eine Fortbildung machen soll, in der sie ihr Problem, die richtige Balance zwischen Nähe und Distanz zu den Bewohnern zu finden, gezielt bearbeiten kann. Denn sie hat durch die Hinweise ihrer Kollegen erkannt, dass sie selbst mit ihrem Verhalten an dem Problem mit Frau Gold beteiligt ist.

Feedback und Abschluss

Zum Abschluss sagt jeder der Reihe nach, was er in der heutigen Sitzung für sich gelernt hat, welche Anregungen er für den eigenen Arbeitsalltag mitnehmen will und was ihm gut oder nicht so gut gefallen hat. Manchmal benutzen sie in ihrer Gruppe dafür die Methode „Blitzlicht". Heute formulieren alle frei. Doris als Moderatorin achtet darauf, dass es sich niemand mit den Worten „Ich schließe mich meinem Vorredner an" zu einfach macht. Anschließend bedankt sie sich bei allen Beteiligten für die engagierte Mitarbeit „trotz der späten Stunde".

Ganz zum Schluss ergreift die Trainerin noch einmal das Wort und klärt noch einige organisatorische Fragen für den nächsten Termin.

EXKURS

Methodenbaustein „Blitzlicht"

Das sog. Blitzlicht beleuchtet kurz die Gesamtsituation. Es kann sowohl zu Beginn als auch am Schluss einer Gruppensitzung eingesetzt werden. Jeder Teilnehmer sagt einige wenige Sätze zu seinen Erwartungen, mit denen er heute gekommen ist, oder darüber, was sich seit dem letzten Treffen zugetragen hat. Auch persönliche Dinge können hier kurz angesprochen werden, soweit das in der Gruppe Konsens ist. Am Ende einer Sitzung angewandt, dient das Blitzlicht dazu, ein Feedback zum Verlauf oder zum Ergebnis abzugeben. Dabei sollte man sich nicht an die Worte seiner Vorredner „anhängen". Das ist in der Praxis immer dann schwierig, wenn die Gruppe sehr groß ist, jemand gegen Ende dran ist und das Gefühl hat, es sei eigentlich schon alles gesagt. Dann ist es ausnahmsweise auch einmal erlaubt zu äußern, dass nichts Neues hinzuzufügen sei. Die wichtigste Regel eines Blitzlichts: Es wird grundsätzlich nicht über einzelne Äußerungen diskutiert.

5.3 Weitere Praxisbeispiele in Kurzform[19]

Anwendungsfeld: Systematische Förderung von Nachwuchskräften

Einführung einer Kollegialen Beratungsgruppe für Altenpflegeschülerinnen und Altenpflegeschüler

Teilnehmer: 6 „Azubis" in einem Altenheim

Das Altenheim am Schlosspark, eine Einrichtung in privater Trägerschaft in einer kleinen Gemeinde, beschloss, die Methode der Kollegialen Beratung für die Schülerinnen und Schüler, die, wie in der Altenpflegeausbildung durchaus üblich, zwischen 17 und 41 Jahre alt waren, in der Einrichtung einzuführen. Der Hintergrund der Einführung dieser Maßnahme war die Beobachtung, dass immer wieder Azubis überraschend ihre Ausbildung vorzeitig abbrachen – und zwar sowohl überraschend für die Ausbildungseinrichtung in der Person des Praxisanleiters und der Pflegedienstleitung als auch für die Lehrer der kooperierenden Altenpflegefachschule.

Manchmal erfuhren die Verantwortlichen erst nach dem Abbruch die Gründe, z. B. Überforderung, familiäre Probleme oder mangelnde Unterstützung im privaten Bereich. Der eine oder andere Abbruch hätte verhindert werden können, wenn man früher von den Problemen des Azubis gewusst hätte.

Deshalb wollte die Geschäftsführung der Einrichtung mit der Einführung der Methode der Kollegialen Beratung für die Gruppe der Azubis ein Instrument etablieren, von dem beide Seiten, Arbeitgeber und Auszubildende, profitieren

19 Namen und Situationen sind frei erfunden

Kollegiale Beratung für Pflegeberufe • Ursula Beckmann

könnten. Die 6 Schülerinnen und Schüler sollten einen geschützten Rahmen bekommen, um in ihrer Gruppe ihre Probleme besprechen und beraten zu können. Und die Einrichtung würde – hoffentlich – in zweifacher Hinsicht einen Nutzen haben: Erstens durch den Rückgang der Ausbildungsabbrüche und zweitens durch den Erwerb von Beratungskompetenzen quasi „nebenbei".

Vereinbart wurden zunächst 8 Termine zu je 3 Stunden in vierwöchigem Abstand.

Im ersten Termin erhielten die Schülerinnen und Schüler sozusagen ein Update in den Grundlagen professioneller Kommunikation und Gesprächsführung (vgl. Kap. 6). Für die einen waren die Themen eine Wiederholung aus ihrem Unterricht, die anderen lernten dabei kurz und knapp neue Themen in einem direkten Praxiszusammenhang kennen.

In den folgenden 6 Terminen stand jedes Mal ein Teilnehmer mit seinem persönlichen Problem oder seiner Frage im Mittelpunkt der Beratungssequenz.

PRAXISTIPP

Es zeigte sich im Verlauf der einzelnen Termine, dass 3 Stunden erforderlich waren, um jeweils einen Auszubildenden zu beraten. Bei ungeübten Teilnehmern reichten nämlich die 75 Minuten, die für die 10 Phasen einer Beratungssequenz normalerweise benötigt werden (s. Kapitel 2.1), nicht aus. Die einzelnen Phasen mussten immer wieder unterbrochen werden, um Hilfestellungen – insbesondere für die Aufgabe der Moderation – zu geben. Auch Erklärungen zur Kommunikation und Gesprächsführung waren hin und wieder noch erforderlich. Insbesondere die Formulierung einer sog. Schlüsselfrage, zu der der Ratsuchende von den Kollegen eine Antwort erhalten wollte, die möglichst am Ende der Phase 5 „Falldarstellung und Befragung" stehen sollte, erwies sich als zunächst ungewohnt und schwierig. Hierbei benötigten die ungeübten Teilnehmer anfangs noch viel Unterstützung durch einen externen Trainer.

Von vornherein geplant war es, die notwendigen methodischen Kenntnisse während der einzelnen Termine zu vermitteln. Die ausgewählten Methoden wurden an passender Stelle in Form eines kurzen Exkurses vorgestellt und konnten danach sogleich angewendet werden. Dieses Vorgehen hat sich als sehr effektiv erwiesen.

Die Themen, die in dieser Gruppe besprochen wurden, waren vielfältiger Natur. Wie erwartet gab es Auszubildende, die kaum Beratungsbedarf hatten, weil bei ihnen alles glatt lief. Bei anderen hingegen stand konkret die Frage nach dem Abbruch der Ausbildung im Raum. Folgende Fragen wurden im Verlaufe der gemeinsamen Kollegialen Beratungstermine in der Gruppe der Auszubildenden gestellt und auch beantwortet:

- Ich komme mit der Doppelbelastung durch meine Familie und die Ausbildung nicht klar: Muss ich meine Ausbildung abbrechen?
- Ist dieser Beruf überhaupt richtig für mich?
- Worin bestehen die Ursachen für meine ständige Überlastung?
- Wie kann ich einen ruhigen Platz zum Lernen in meiner Familie finden?
- Wie kann ich besser mit Kritik meiner Praxisanleiterin umgehen?
- Wie kann ich effektiver lernen? Wie kann ich mich insbesondere besser auf Klausuren vorbereiten?

Es sei an dieser Stelle noch einmal darauf hingewiesen, dass mit einer Beantwortung der Fragen nicht automatisch eine sofortige Lösung des Problems einhergeht. Gerade bei den beiden letzten Problemen konnten zunächst einmal „nur" eine Klärung der Situation und eine Reflexion der Ursachen und persönlichen Hintergründe erfolgen. Aber auch das war für die Betroffenen bereits eine große Hilfe. Der letzte Termin diente der ausführlichen Reflexion und Evaluation der Methode und des Verlaufs. Im Ergebnis waren alle Beteiligten recht zufrieden mit der Einführung der Kollegialen Beratung: Die Motivation der Azubis und das Verhältnis untereinander hatten sich deutlich verbessert. Im Fall des Problems der Doppelbelastung einer 41-jährigen Schülerin konnte ein Ausbildungsabbruch verhindert werden, indem mithilfe der Ausbildungseinrichtung und der Schule ein Weg zur Lösung der familiären Probleme – die in diesem Fall insbesondere in der Person des pubertierenden, schuleschwänzenden Sohnes bestanden – gefunden werden konnte. Die Praxisanleiter und die Lehrer berichteten über verbesserte Kommunikations- und Konfliktlösungsfähigkeiten. Und letztendlich war auch die Geschäftsleitung der Einrichtung mit dem Ergebnis ihrer Investition zufrieden. Man beschloss, die Kollegiale Beratungsgruppe für die Schülerinnen und Schüler beizubehalten. Der externe Trainer, der die Einführung in die Methode durchgeführt hatte, steht auch weiterhin für Fragen zur Verfügung. Außerdem wurde vereinbart, dass ca. zwei Monate nach der Einstellung von neuen Azubis der Trainer zwei Termine für die „Einarbeitung" der Neuen in die Methode und die Gruppenarbeit durchführen sollte.

Anwendungsfeld: Im Anschluss an eine Fortbildung als Praxistransfer
Einführung von Kollegialen Beratungsgruppen in einem Ambulanten Dienst
Teilnehmer: 8 Mitarbeiter aus den Bereichen Alten- und Krankenpflege, Familienpflege und Hauswirtschaft

Einige Mitarbeiterinnen und Mitarbeiter eines Ambulanten Dienstes hatten auf Veranlassung des Trägers an einer Fortbildung „Bessere Kommunikation mit schwierigen Angehörigen" teilgenommen. Die Teilnehmer waren Alten- und Krankenpflegekräfte, Familienpfleger und Hauswirtschaftskräfte. Im Verlaufe des Workshops wurde klar, dass die Ursachen für die Probleme bei der Kommunikation häufig tiefer lagen als anfangs angenommen. Mit ein paar Regeln für aktives Beschwerdemanagement und besseren Umgang mit Kritik war es deshalb nicht getan.

Einige Mitarbeiter litten sehr unter dem Gefühl ihrer eigenen Hilflosigkeit und hatten große Probleme, die Sorgen und Nöte der Patienten und deren Angehöriger nicht zu ihren eigenen zu machen. Auch der Umgang mit den immer wiederkehrenden – berechtigten – Klagen der Angehörigen über Dinge, die außerhalb des Zuständigkeitsbereichs der Mitarbeiter des Ambulanten Dienstes lagen, bereitete den meisten Mitarbeitern Schwierigkeiten.

Für diese Art von beruflichen Problemen, deren Ursachen in der Regel in der Persönlichkeit des Einzelnen und der dadurch bedingten Einstellung und Haltung zu beruflichen Aufgaben liegen, kann eine Fortbildung lediglich der erste Schritt zu Veränderungen sein.

Auch in dieser Einrichtung war es so, wie man es in der Praxis häufig antrifft: Die Dienstbesprechungen wurden genutzt, um Frust abzuladen, ohne dass sich etwas änderte. Auch die „Aufregergespräche" zwischen Tür und Angel im Büro, wenn eigentlich nur kurz organisatorische Dinge geregelt werden mussten, wurden für diesen Zweck genutzt, ebenfalls ohne wirklichen Erfolg. Das Einzige, was dabei herauskam, war die Ansammlung von Überstunden der Mitarbeiter.

Eine dauerhafte Entlastung in diesen Situationen kann die Methode der Kollegialen Beratung bieten.

Deshalb entschloss sich der Geschäftsführer zum Start einer Kollegialen Beratungsgruppe „zur Probe". Zunächst einmal wurde die Methode von einem externen Trainer der gesamten Belegschaft in Form eines Powerpoint-Vortrags vorgestellt, anschließend gab es Gelegenheit für Fragen. Dann wurde mit einer Gruppe von acht Mitarbeitern aus den verschiedenen Berufsfeldern und den unterschiedlichen Dienstorten des Ambulanten Dienstes begonnen. Zur Einführung wurden vier Tagesseminare durchgeführt, jeweils samstags von 9 bis 16 Uhr mit einer einstündigen Mittagspause. Der erste Teil des ersten Termins diente auch hier der Abklärung von Vorwissen und der Wiederholung von Grundlagen der Kommunikation, Gesprächsführung und Moderation.

Während der Beratungssequenzen zeigte sich, dass viele Kollegen dauerhaft unter der Hoffnungslosigkeit von häuslichen Pflegesituationen litten. Schlüsselfragen für die Kollegiale Beratung waren hier eher Fragen und Probleme allgemeiner Natur:

- Was sind eigentlich meine Aufgaben als Mitarbeiter des Ambulanten Dienstes im Umgang mit Angehörigen, und was gehört nicht dazu?
- Wie kann ich mich abgrenzen von dem Gejammer der „Kunden", das ich ja auf der anderen Seite auch verstehen kann?
- Wie kann das langfristig gesamtgesellschaftlich überhaupt weitergehen in diesem Arbeitsfeld?

- Wie kann ich noch meinen eigenen Ansprüchen in Bezug auf meine Arbeit genügen?
- Wie bleibe ich langfristig physisch und psychisch gesund und zufrieden?

Hier zeigte sich, dass insbesondere die engagierten und idealistisch eingestellten Mitarbeiter sich häufig für die gesamte Lebenssituation der Patienten und Angehörigen verantwortlich fühlten. Einige machten sogar in ihrer Freizeit noch Besorgungen für ihre „Schützlinge". Auch die Frage „Wie kann ich die Konflikte zwischen einem Pflegebedürftigen und dem pflegenden Angehörigen lösen helfen?" wurde gestellt. Weitere Fragen waren zum Beispiel: „Wie kann ich nach der Pflege wieder guten Gewissens fahren, wenn ich doch weiß, dass ich der einzige Mensch für den regelmäßigen Außenkontakt des Patienten bin?" „Wie kann ich die 88-jährige Ehefrau überzeugen, dass ein Pflegeheim für ihren 91-jährigen dementen Ehemann die bessere Wahl als die häusliche Pflege ist? Und wie gehe ich dann damit um, wenn sie diesen Rat nicht annimmt?"

Bei diesen und ähnlichen Fragen konnten die Kollegen sich gut und effektiv untereinander beraten, denn hier zeigte sich, dass Ältere und Jüngere, eher sachlich eingestellte und eher emotionale Kollegen voneinander profitieren konnten. Auch die unterschiedliche berufliche Herkunft der Teilnehmerinnen und Teilnehmer war von Vorteil, ermöglichte sie doch einen differenzierteren Blick auf die häuslichen Pflegesituationen. Hier ging es vorrangig um Fragen nach dem beruflichen Selbstverständnis, dem professionellen Umgang mit Nähe und Distanz und der Möglichkeit, eigene Belastungsgrenzen zu erkennen und zu akzeptieren.

Auch verschiedene Methoden für Stressbewältigungsstrategien wurden innerhalb der Gruppe erläutert und weiterempfohlen. Gerade bei diesem Thema zeigten sich wieder die Vorteile der Methode der Kollegialen Beratung: Die Mitarbeiter sind eher bereit, konkrete Ratschläge und Empfehlungen ihrer Kollegen anzunehmen, als die theoretischen Erklärungen und wenig individuellen Übungen aus einem Seminar zum Thema „Stressbewältigungsstrategien" zu nutzen.

Nach Beendigung der vier Tagesseminare vereinbarte die Gruppe eigenständige Treffen – selbstverständlich während der Arbeitszeit – in einem vierwöchigen Abstand. Hierfür wählte man nach Absprache mit der Geschäftsführung und der Pflegedienstleitung die frühen Nachmittagsstunden von 14 bis 16 Uhr, weil diese Zeiten sich am besten mit den Dienstplänen vereinbaren ließen. Für die übrigen interessierten Mitarbeiter wurde die Methode nach und nach in weiteren Gruppen eingeführt.

Der Erfolg bestand zum einen darin, dass die Dienstbesprechungen sich deutlich verkürzten, und zum anderen das Bedürfnis zu den beliebten „Entlastungsschwätzchen" im Büro sich deutlich reduzierte. Auch konnten die aus dem Seminar „Kommunikation mit schwierigen Angehörigen" mitgebrachten

Erkenntnisse besser genutzt werden, weil die Teilnehmer im Gespräch mit den Kollegen Möglichkeiten erkannten, wie sie das Wissen konkret in ihrem Berufsalltag nutzen konnten.

Anwendungsfeld: Einführung von Veränderungen in der Organisation
Zusammenlegung von Wohnbereichen in einem Altenheim
Teilnehmer: 9 Pflegedienstleitungen aus Heimen eines Wohlfahrtsverbands

In einem Altenheim hatte ein Leitungswechsel stattgefunden. Der neue Heimleiter und der neue Pflegedienstleiter P. stellten nach kurzer Durchsicht aller relevanten Daten fest, dass das Haus seit etlichen Jahren einen Personalüberhang aufgebaut hatte. Es bestand also Handlungsbedarf, und in mehreren Besprechungen mit Trägervertretern, in diesem Fall einer Kirchengemeinde, und dem engeren Leitungsteam des Hauses (Heim-, Pflegedienst-, Hauswirtschaftsleitung und der Leitung des Sozialen Dienstes) wurde beschlossen, aus vier Wohnbereichen zwei zu machen mit dementsprechenden Veränderungen in der Organisation und beim Personal. Alle waren sich darin einig, die unumgänglichen Veränderungen behutsam anzugehen. Leider waren bereits kurze Zeit später Gerüchte durchgesickert, die die Belegschaft in helle Aufregung versetzt hatten.

Seit etwa 3 Jahren war Pflegedienstleiter P. in einer Kollegialen Beratungsgruppe, die sich aus 9 Pflegedienstleitern seines Wohlfahrtsverbandes auf regionaler Ebene zusammensetzte. Die Gruppe hatte sich im Anschluss an eine gemeinsame Fortbildung gegründet. Sie trafen sich in unregelmäßigen Abständen, und manchmal tauschten sie sich auch lediglich telefonisch aus. Sie waren mittlerweile recht souverän im Umgang mit der Methode der Kollegialen Beratung, sodass sie sich bei ihren Treffen nicht immer genau an die vorgegebenen Phasen hielten. Sie hatten sich stattdessen folgende Regeln gegeben:

1. Begrüßung, Organisatorisches und Eröffnungsrunde dürfen nicht länger als 20 Minuten dauern.
2. Jeder darf sein Problem, sofern er denn eines mitbringt, in Ruhe vortragen, ohne von den anderen unterbrochen zu werden.
3. Es wird mehrheitlich entschieden, wer zu seinem Problem beraten wird.
4. Vorschnelle Lösungsvorschläge sind strengstens verpönt!
5. Während der Beratung wird nicht diskutiert!
6. Kreative, originelle Lösungsansätze sind ausdrücklich erwünscht und müssen vom Ratsuchenden vorurteilsfrei geprüft werden.

Glücklicherweise traf sich die Gruppe kurz nachdem P. das Ausmaß des Problems klar geworden war, sodass er in diesem geschützten Rahmen seine Sorgen und Fragen loswerden konnte: Wie könnte er die Wohnbereichsleitungen ins Boot holen? Und wie könnte er den übrigen Mitarbeitern die Angst vor den Veränderungen nehmen?

Die Beratungssequenz begann damit, dass P. mithilfe einer Zeichnung auf dem Flipchart seinen beratenden Kollegen die wichtigsten Mitarbeiter seiner neuen Einrichtung in Form eines Organigramms vorstellte. Dabei versuchte er, auch die Beziehungen der einzelnen Mitarbeiter zu- und untereinander zu verdeutlichen, auch die Dauer der Betriebszugehörigkeit wurde notiert, ebenso wer mit wem auch privaten Kontakt pflegte. Während der Erstellung der Zeichnung wurde P. klar, dass es eine „graue Eminenz" im Verwaltungsbereich gab, die offensichtlich großen Einfluss auf die Stimmung im Haus hatte und immer sehr gut informiert war, obwohl sie nicht dem Leitungskreis der Einrichtung angehörte.

Für diese Beratungssequenz beschloss die Gruppe einvernehmlich, die Phasen „Hypothesen" und „Stellungnahme" auszulassen. Die Beratergruppe konnte es gar nicht erwarten, das Problem anzugehen, und startete sofort mit guten Ratschlägen, hier eine Auswahl der Empfehlungen und Tipps:

- „Zunächst solltet ihr eine Betriebsversammlung einberufen und die Fakten vorstellen."
- „Du musst unbedingt schauen, wer die Meinungsführer im Haus sind, und sie unauffällig auf deine Seite ziehen. Dabei solltest du vor allem gut auf die ‚graue Eminenz' achten."
- „Ihr solltet Supervision für die Belegschaft anbieten, damit sie in einem geschützten Rahmen ihre persönlichen Sorgen loswerden können!"
- „Am besten ist die Einrichtung von Arbeitsgruppen, damit interessierte Mitarbeiter sich mit Veränderungsvorschlägen beteiligen können!"
- „Eine anonyme Umfrage unter sämtlichen Mitarbeiter ist gut geeignet, um die konkreten Befürchtungen, Ängste und Sorgen der Mitarbeiter in Erfahrung zu bringen."
- „Du solltest sofort Einzelgespräche anbieten."
- „Ihr könntet auch ein großes Fest als Einstand veranstalten. Freibier für alle!"
- „Vor allen Dingen solltest du für dich selbst Unterstützung in Form von Coaching oder Supervision holen."

P. entschied sich spontan dafür, dem Heimleiter vorzuschlagen, zunächst einmal eine anonyme Mitarbeiterbefragung zu initiieren; die Leiterin des Sozialen Dienstes würde die Organisation und die Auswertung übernehmen können. Die schnelle Einberufung einer Betriebsversammlung hielt er ebenfalls für eine geeignete Maßnahme, um die Stimmung der Mitarbeiter einschätzen zu können und allen die Gelegenheit für Fragen und Meinungsäußerungen zu geben.

Die weiteren Schritte wollte er vom Ergebnis der Umfrage abhängig machen. „Und das mit dem Fest und dem Freibier sollte ja wohl ein Scherz sein?", meinte er, denn das würde ja seiner Meinung nach von den Mitarbeitern in dieser Situation sicherlich als Affront aufgefasst werden. Außerdem wollte er sich für seine persönliche Unterstützung um ein Coaching oder eine Supervision kümmern.

Bei einem Treffen der Gruppe zwei Monate später berichtete P. vom Stand der Umorganisation in seiner Einrichtung. Die Umfrage unter den Mitarbeitern hatte wie erwartet in erster Linie Befürchtungen hinsichtlich der Sicherheit der Arbeitsplätze ergeben. Aber es wurden auch Fragen gestellt wie zum Beispiel:

- Werden die Auswahlkriterien für die Stellenumbesetzungen offengelegt?
- Wird bei der Zusammenlegung der Teams der Wohnbereiche berücksichtigt, dass Wohnbereich A bisher immer Ärger mit Bereich B hatte?
- Müssen wir etwa in Zukunft „mit denen" zusammenarbeiten?
- Wer wird jetzt die Stellen der Wohnbereichsleitungen bekommen?
- Wie wird die Dienstplangestaltung aussehen?
- Wie flexibel können die Dienstzeiten sein?
- Welche Dienstzimmer werden beibehalten, welche werden aufgelöst?
- Welche weiteren organisatorischen Änderungen wird es geben?

Etliche Mitarbeiter äußerten die Befürchtung, dass „die da oben" sowieso schon alles beschlossen hätten und hatten eine sehr resignierte und ablehnende Haltung.

Da sich derartige Prozesse der Umstrukturierung in einer Einrichtung erfahrungsgemäß über Monate hinziehen, die Einführung selten ohne Schwierigkeiten abläuft und das Ergebnis mancher Maßnahmen nicht erwartungsgemäß ausfällt, war P. froh, dass er in seiner Kollegialen Beratungsgruppe immer ein offenes Ohr für seine spezifischen Probleme und Fragen hinsichtlich der durch die Veränderungen in der Organisation seiner Einrichtung auftretenden Probleme hatte. Die Gruppe war eine ideale Ergänzung zu der von ihm privat beauftragten Supervisorin, die ihm zwar auf persönlicher Ebene eine große Hilfe war, sich aber in seinem Berufsfeld nicht auskannte.

5.4 Fazit

Die einzelnen Praxisbeispiele zeigen in anschaulicher Weise, wie vielfältig die Methode der Kollegialen Beratung in der Pflege eingesetzt werden kann.

Zusammensetzung der Teilnehmer

Im ersten Beispiel „Ärger im Haus Abendsonne" kamen die 6 Teilnehmerinnen und Teilnehmer aus verschiedenen Einrichtungen des stationären Altenhilfebereichs, einem Krankenhaus, einem ambulanten Dienst und einer Altenpflegefachschule. Sie hatten einen unterschiedlichen beruflichen Hintergrund; und es waren sowohl Teilnehmer ohne als auch Teilnehmer mit Leitungsfunktion (Pflegedienstleitung eines Altenwohnheims, Pflegedienstleitung eines ambulanten Dienstes, Wohnbereichsleitung in einem Altenwohnheim, Krankenschwester in einem Krankenhaus, Lehrerin an einer Pflegefachschule, Sozialpädagogin im Sozialen Dienst eines Altenheims).

Kollegiale Beratung für Pflegeberufe • Ursula Beckmann
 • ISBN 978-3-86630-234-1

Im zweiten Beispiel „Immer wieder diese Frau Gold!“ bestand die Beratungsgruppe aus dem kompletten Pflegeteam eines Wohnbereichs in einem Seniorenzentrum. Die 8 Teilnehmerinnen und Teilnehmer waren: die Wohnbereichsleitung, die stellvertretende Wohnbereichsleitung, zwei examinierte Altenpflegekräfte, drei Altenpflegehelfer und ein Bufdi (Bundesfreiwilligendienstleister).

Im dritten Beispiel ging es um die 6 Schülerinnen und Schüler (die „Azubis“) eines Altenheims.

Im vierten Beispiel setzte sich die achtköpfige Beratungsgruppe aus Mitarbeitern von verschiedenen Dienstorten eines ambulanten Dienstes eines Trägers zusammen. Auch hier waren es wieder Teilnehmer aus unterschiedlichen Berufen: Alten- und Krankenpflegefachkräfte, Familienpflegekräfte und Mitarbeiter aus dem hauswirtschaftlichen Bereich.

Im fünften Beispiel hatten sich 9 Pflegedienstleiter aus verschiedenen stationären Altenhilfeeinrichtungen zusammengefunden, die alle demselben Wohlfahrtsverband auf regionaler Ebene angehörten.

Themen und Inhalte der Beratungssequenzen

Die Beispiele zeigen, wie breit gefächert die Probleme und Fragen sein können, die mit der Methode der Kollegialen Beratung angegangen werden können:

Im „Haus Abendsonne“ gab es Konflikte unter Kollegen auf der Leitungsebene, die einen sehr unterschiedlichen Führungsstil pflegten.

Die Probleme einer Pflegekraft mit der gelähmten Bewohnerin Frau Gold sind ein Beispiel dafür, wie sehr sich die Persönlichkeit der Mitarbeiter und die dadurch bedingte Einstellung zum Beruf auf die tägliche Arbeit auswirken und auch zu erheblichen Problemen führen können.

Das Beispiel der Kollegialen Beratungsgruppe für die Schülerinnen und Schüler, die als Azubis in einer Einrichtung ihre Ausbildung absolvieren, zeigt, dass sich die Methode sehr gut zur Verhinderung von Schwierigkeiten in der Ausbildung und zur Unterstützung eines erfolgreichen Ausbildungsabschlusses einsetzen lässt. Das Beispiel der Mitarbeiter aus dem ambulanten Dienst macht deutlich, mit welchen schwerwiegenden, teilweise existenziellen Problemen die Pflegekräfte in ihrer alltäglichen Arbeit konfrontiert werden und wie dringend sie Unterstützung und Hilfe benötigen.

Und letztlich veranschaulicht das Beispiel der Pflegedienstleitungen, dass sich mit Kollegialer Beratung in vielen Fällen auch Geld für eine teure Unternehmensberatung sparen lässt, weil das notwendige Wissen zur Lösung vieler Probleme im Kollegenkreis vorhanden ist und nur einen entsprechenden Rahmen benötigt, um abgerufen zu werden!

Flexibilität im Umgang mit der Methode

An dem letzten Praxisbeispiel der Gruppe der Pflegedienstleitungen zeigt sich sehr gut, dass die Methode auch flexibel genutzt werden kann. Zwar ist gerade für die Anleitungsphase die klare Struktur mit ihren strengen Regeln und Zeitvorgaben hilfreich. Das heißt aber nicht, dass geübte Gruppen nicht auch Phasen auslassen oder sie in ihrer Länge variieren können, ganz wie es ihren Bedürfnissen im Einzelfall entspricht. Allerdings hat sich in der Praxis gezeigt, dass auch bei souveränen Teilnehmern von Zeit zu Zeit ein „Ordnungsruf" erfolgen muss, um an die eigentlichen Ziele der Methode und deren unverzichtbare Merkmale zu erinnern.

6 Grundlagen der Kommunikation

Die Einführung der Methode der Kollegialen Beratung klappt umso schneller und nachhaltiger, je besser die Teilnehmer mit den Grundlagen einer professionellen Kommunikation vertraut sind. Kenntnisse über folgende Zusammenhänge gehören als Handwerkszeug unbedingt dazu:

Wahrnehmung mit allen Sinnen ist die wichtigste Voraussetzung unserer Kommunikationsfähigkeiten und ist eine Kombination aus Erfahrungen der Vergangenheit und aktuellen Informationen. Unsere Wahrnehmung ist deshalb immer zugleich selektiv und subjektiv. Für eine gute Arbeit in der Pflege muss jedem der dort Tätigen klar sein, welche Wahrnehmungsfehler es gibt, wie ein Erster Eindruck entsteht und dass dieser auch immer falsch sein kann: So kann z.B. der Schuh, den ein Bewohner wirft, nicht als Angriff gemeint sein, sondern vielleicht hat die Kollegin recht, die den Wurf als Versuch der Kontaktaufnahme deutet.

Körpersprache oder nonverbale Kommunikation ist entwicklungsgeschichtlich älter als die verbale Sprache, weshalb wir ihr unbewusst eher vertrauen. Viele Missverständnisse haben ihre Ursache darin, dass jemand auf der nonverbalen Ebene (Mimik, Gestik, Körperhaltung) andere Signale aussendet als auf der sprachlichen. Diese sog. Inkongruenz der verbalen und nonverbalen Anteile in der Kommunikation führt häufig zu Störungen. Ein Mittel, um diesen Unstimmigkeiten auf die Spur zu kommen, ist ein sorgfältig eingesetztes Feedback.

Feedback ist aber nur dann hilfreich, wenn es klar und konstruktiv ist. Die wichtigsten Regeln für ein konstruktives Feedback sollten allen bekannt sein:

- Nie die Person als Ganze kritisieren, immer nur deren Verhalten!
- Das Problem sachlich und möglichst zeitnah ansprechen!
- Nie jemanden vor anderen kritisieren!
- Unbedingt auf Aufnahmebereitschaft beim Gegenüber achten!

(Und mal unter uns: Wie oft werden diese Regeln in der Hektik des Pflegealltags verletzt?)

Sachebene – Beziehungsebene: Im Beruf steht der Austausch sachlicher Inhalte im Vordergrund. In der Sache sollte deshalb klar und verständlich kommuniziert werden. Dennoch werden gleichzeitig auf der Beziehungsebene – unbewusst – ebenfalls Inhalte übermittelt. Durch Tonfall, Mimik, Gestik und Körperhaltung vermittelt der Sprecher, was er von seinem Gegenüber hält. Deshalb sollten diese beiden Ebenen der Kommunikation bekannt sein und die Unterschiede berücksichtigt werden.

Kollegiale Beratung für Pflegeberufe • Ursula Beckmann

Das Vierseitige Kommunikationsmodell von Schulz von Thun[20] kennt eigentlich jeder im Pflegebereich Tätige aus der Ausbildung: „Ach, das mit den Vier-Ohren?“ Leider gerät es im Alltag häufig in Vergessenheit. Sich die in diesem Modell anschaulich dargestellten Zusammenhänge noch einmal klar zu machen und auch tatsächlich auf sich selbst und auf die Kollegen zu beziehen, dient mit Sicherheit der persönlichen und beruflichen Weiterentwicklung.

Empathie (= Einfühlendes Verstehen) ist Teil der partnerzentrierten Gesprächsführung nach Carl Rogers[21] und bezeichnet eher eine grundsätzliche Haltung als eine Methode. Der Schlüssel dazu ist das Zuhören. Nicht alle Menschen sind gute Zuhörer. Aber selbst wer kein Naturtalent ist, kann die Regeln hierfür erlernen: Zunächst für das Aktive Zuhören, dann für das Umschreibende Zuhören und dann für das Einfühlende Verstehen, bei dem man versucht, die Gefühle des anderen zu verstehen, sozusagen zwischen den Zeilen zu lesen. (s. Exkurs S. 11)

Auch in einer Kollegialen Beratungsgruppe ist es für den Einzelnen wichtig, sich schützen zu können, wenn ihm die Themen oder die Fragen zu nahe gehen oder aus anderen Gründen nicht recht sind. Für solche Situationen eignet sich das Postulat, das Ruth Cohn in ihrer Methode der **Themenzentrierten Interaktion (TZI)** für die Arbeit in Gruppen aufgestellt hat: „Sei dein eigener Chairman!“[22], also dein eigener „Vorsitzender“. Es bedeutet soviel wie: Jeder ist für seine eigenen Grenzen und Bedürfnisse verantwortlich und sollte sich nicht scheuen, die Beratung auch einmal abzubrechen. Das muss dann auch nicht begründet oder gerechtfertigt werden!

Moderieren zu können, ist nicht unbedingt nötig, da bei der Kollegialen Beratungsmethode die Struktur des Gesprächs genau vorgegeben ist. Die Aufgaben des Moderators bestehen hier lediglich darin, zu Beginn Ruhe in die Runde zu bringen und für einen geordneten Ablauf der einzelnen Phasen zu sorgen. Der Moderator muss sich freundlich aber bestimmt durchsetzen können, damit die Gruppe die Zeitvorgaben einhält, und muss eventuell einige Inhalte zusammenfassen können, um dann zur nächsten Phase überzuleiten.

Allgemeine Gesprächsregeln sollten selbstverständlich sein:

- Mobiltelefone ausschalten,
- jeden ausreden lassen,
- keine Seitengespräche führen,
- Störungen vermeiden oder zu Beginn ankündigen.

20 vgl. Schulz von Thun, Miteinander reden 1, 1991
21 vgl. Alterhoff, Grundlagen klientenzentrierter Beratung, 1983
22 Langmaack/Braune-Krickau, S. 96

7 Coaching und Kollegiale Beratung – Wo ist der Unterschied?

Unter „Coaching und Supervision [versteht man eine] personenorientierte Beratung in Organisationen".[23] Dabei geht es „nicht um die Beratung der ganzen Person, sondern lediglich um die Beratung der Person in ihrer Rolle als Organisationsmitglied".[24]

Der Begriff des „Coaching" erlebte in den letzten Jahren eine wahre Inflation. Das Wort „coach" stammt aus dem Englischen und bedeutete ursprünglich „Kutsche, Gespann". Später kam die Bedeutung „Coach = Trainer einer Sportmannschaft" hinzu. Inzwischen versteht man unter Coaching eine qualifizierte Beratung, die einen beruflichen Entwicklungsprozess begleitet. Ein Coach ist lt. DUDEN[25] „jemand, der anhand von wissenschaftlich begründeten Methoden einen Klienten berät und betreut, um dessen berufliches Potenzial zu optimieren". Es gibt also durchaus Ähnlichkeiten zwischen dem Coaching und der Methode der Kollegialen Beratung. Beide haben nämlich das Ziel, gemeinsam mit dem Ratsuchenden das Problemfeld zu klären, die Ursachen zu beleuchten, die zu der jetzigen problematischen Situation geführt haben, bei der Benennung der Ziele zu helfen und den Veränderungsprozess zu begleiten.

Die Ausbildung zum Coach kann sehr unterschiedlich sein. Die Bezeichnung ist gesetzlich nicht geschützt, weshalb es mittlerweile einen wahren Boom an Coaching-Varianten gibt. Es gibt zum Beispiel den „Glückscoach"[26], den „Karriere-Coach"[27], den „Garten-Coach"[28], den „4-Wochen-Coach"[29] und das „30 Minuten Selbstcoaching"[30].

Kühl ist zuzustimmen, wenn er schreibt: „Der modische Anschein hat dazu geführt, dass gerade der Begriff des Coachings jede Präzision zu verlieren droht".[31]

Bevor man also für sein Problem einen Coach beauftragt, sollte man sich dessen beruflichen Werdegang und die Art der Weiterbildung genau anschauen. Eine gewisse Sicherheit bieten auch die Listen der Berufsverbände.

Wesentlicher Unterschied zwischen Coaching und Kollegialer Beratung ist jedoch folgender: Sowohl beim Coaching als auch bei der Supervision findet jede Beratungssitzung mit dem Coach bzw. mit dem Berater statt. Jede Sitzung muss natürlich bezahlt werden. Im Gegensatz dazu kommt die Kollegiale Beratung ohne eine ständige Leitung aus. Schon aus diesem Grund sind die Begriffe Kollegiales Coaching oder Kollegiale Supervision ein Widerspruch in sich.

23 Kühl, S. 13
24 Kühl, S. 14
25 DUDEN Das große Fremdwörterbuch, Stichwort „coach"
26 FÜR SIE 20/2012
27 STERN Nr.20 vom 27.9.2012
28 Kullmann, F.: Der Garten-Coach, 2012
29 Englert, H.: Der 4-Wochen Coach, 2012
30 Demann, S.: 30 Minuten Selbstcoaching, 2011
31 Kühl, S. 13

8 Theoretischer Hintergrund zur Methode der Kollegialen Beratung

In einem Buch für Praktiker soll der theoretische Hintergrund nur kurz beleuchtet werden. Eine gewisse Grundkenntnis der Geschichte und des Entstehungszusammenhangs der Methode der Kollegialen Beratung halte ich allerdings für unerlässlich.

Unterschied zwischen Expertenberatung und Prozessberatung

Professionelle Beratungen lassen sich grundsätzlich in zwei große Gruppen unterteilen: In die Expertenberatung und die Prozessberatung.

Bei der ersten Gruppe, der sog. Expertenberatung, handelt es sich um fachliche Beratungen, auch direktive, vertikale oder asymmetrische Beratung[32] genannt. Typische Beispiele dafür sind Berufsberatung, Schuldnerberatung, Ernährungs- oder Erziehungsberatung. Hier holt man sich den Rat eines Experten zu einer bestimmten Frage und nimmt ihn dann an – oder auch nicht.

Zweitens gibt es die Gruppe der sog. Prozessberatung. Darunter versteht man professionelle Beratungsmethoden, die bei dem Ratsuchenden einen Lern- und Veränderungsprozess in Gang bringen sollen. Man spricht hierbei von horizontaler, wenig direktiver, symmetrischer oder kooperativer Beratung[33]. Unter der methodischen Anleitung eines Beraters, Supervisors oder Coachs werden Wege der Klärung und Lösung des Problems erarbeitet. Der Berater ist hierbei lediglich der Experte für die Gestaltung des Prozesses, der Ratsuchende der Experte für Thema, Ziel und Umsetzung des Lösungswegs. Solche Beratungsprozesse können sowohl in einem Zweiergespräch zwischen dem Berater und dem Klienten als auch in einer Gruppe zwischen einem Berater und einem Team stattfinden.

Natürlich gibt es auch Überschneidungen. So kann jemand zu einer Erziehungsberatungsstelle gehen mit dem Ziel, einen Ratschlag für ein klar umrissenes, begrenztes Problem zu erhalten; oder man kann in einer Erziehungsberatungsstelle Hilfe bekommen, die sich über einer längeren Zeitraum erstreckt und die darin besteht, gemeinsam nach Ursachen und Lösungen für ein komplexes Problem zu suchen und den Prozess zur Umsetzung der Lösung zu begleiten.

Charakteristikum all dieser Methoden ist, dass sie immer einen gelernten externen Berater benötigen. Viele Institutionen, Einrichtungen und Unternehmen nutzen sie als sinnvolle Möglichkeit der Personalentwicklung.

32 Mutzek, Methodenbuch, S. 15
33 Mutzek, Methodenbuch, S. 15

„Will man nicht immer professionelle Beratung von ‚außen' holen, so ist es sinnvoll, dass die Mitarbeiter [...] Beratungsfähigkeiten entwickeln, um ‚nebenbei' beratend tätig werden zu können."[34]

Und damit wären wir dann bei der Kollegialen Beratung angelangt.

Kollegiale Beratung

In den 1970er Jahren wurde die Methode für die Lehrerfortbildung entwickelt.[35]

Gudjons[36], Fallner/Gräßlin und Mutzek sind die Ersten, die sich im deutschsprachigen Raum mit der Entwicklung der Kollegialen Beratung befasst haben. Wolfgang Mutzek betitelt sein Standardwerk „Kooperative Beratung – Supervision, Teamberatung, Coaching, Mediation, Unterrichtsberatung, Klassenrat". Auch hier geht es um eine Analyse, Neustrukturierung und Neubewertung einer Problemsituation, der Ratsuchende setzt sich unter Anleitung von Kollegen ein Ziel, sucht nach Lösungen und erarbeitet konkrete Lösungsvorschläge.[37] Die Begriffe „kooperative Teamberatung"[38], „Teamsupervision"[39], „kollegiale Supervision"[40] oder „Peergroup-Supervision"[41] werden ebenfalls in diesem Werk verwendet.

Die Methoden der Kooperativen/Kollegialen Beratung wurden in den folgenden Jahren auch für andere pädagogische und soziale Arbeitsfelder weiterentwickelt und sind heute in Form von unterschiedlichen Modellen in der Praxis zu finden.

1. Viele Weiterbildungen basieren auf dem von Fallner/Gräßlin 1990 entwickelten Modell „Kollegiale Beratung – Eine Systematik zur Reflexion des beruflichen Alltags". Fallner/Gräßlin arbeiten mit 6 Phasen[42]:

- 1. Eröffnen und Beginnen
- 2. Darstellen und Orientieren
- 3. Betrachten und Erweitern
- 4. Differenzieren und Beurteilen
- 5. Entscheiden und Übersetzen
- 6. Abschließen und Beenden.

Als zeitlicher Richtwert für eine Beratungssequenz werden 90 Minuten angegeben.

34 Reddy, S. 8
35 Tietze, S. 36ff
36 Gudjons, H.: Fallbesprechungen in Lehrergruppen, 1977
37 Mutzek, Kooperative Beratung, S. 10ff
38 Mutzek, Koop. B., S. 56
39 Mutzek, Koop. B., S. 69
40 Mutzek, Koop. B., S. 42
41 Mutzek, Koop. B., S. 41
42 Fallner/Gräßlin, S. 5

2. Eine aus diesem Modell weiterentwickelte, zeitlich gestraffte Variante mit 8 Phasen findet man bei Haug-Benien/Griepenburg[43]:

- 1. Rollenverteilung
- 2. Falldarstellung
- 3. Befragen
- 4. Hypothesenbildung
- 5. Stellungnahme
- 6. Lösungsvorschläge
- 7. Entscheidung
- 8. Austausch.

Die Durchführung einer Beratungsrunde nach diesem Modell benötigt 65 Minuten.

3. Das Modell von Tietze[44] arbeitet wiederum mit 6 Phasen:

- 1. Casting
- 2. Spontanerzählung
- 3. Schlüsselfrage
- 4. Methodenwahl
- 5. Beratung
- 6. Abschluss.

Tietze macht gar keine Zeitvorgaben. Das hängt damit zusammen, dass Tietze eine große Methodenvielfalt anbietet, die an die jeweilige Beratungssituation und den Inhalt der Problematik angepasst werden kann.

4. Das Modell in 10 Phasen, das in diesem Buch vorgestellt wird, berücksichtigt die besonderen Bedingungen im Pflegebereich:

- 1. Begrüßung und Organisatorisches
- 2. Eröffnungsrunde
- 3. Festlegung der Beratungssequenzen
- 4. Verteilung der Moderatorenrolle
- 5. Falldarstellung und Befragung
- 6. Hypothesen
- 7. Stellungnahme
- 8. Lösungsvorschläge
- 9. Entscheidung
- 10. Feedback und Abschluss

Die Durchführung einer Beratungssequenz dauert im Idealfall insgesamt 75 Minuten.

Im Unterschied zu den anderen Modellen wird hier für „Begrüßung und Orga-

43 Haug-Benien/Griepenburg, S. 28
44 Tietze, S. 60 ff.

nisatorisches“ eine gesonderte Phase eingeführt. Der Grund liegt in der besonders hohen Arbeitsdichte und psychischen und physischen Belastung, welche die Arbeit im Pflegebereich prägt, sodass eine „Extra-Zeit“ für das „Ankommen“ nach meinen Erfahrungen notwendig ist. Auch die daran anschließende „Eröffnungsrunde“ ist diesen besonderen Belastungen und dem Bedürfnis nach Austausch geschuldet. Die Phase „Festlegung der Beratungssequenzen“, die es so in keinem anderen Modell gibt, hängt mit dem Umstand zusammen, dass Pflegekräfte vor allen Dingen praktisch arbeitende Menschen sind, die für eine selbständige Arbeit mit dieser Methode eine eher kleinschrittige Struktur benötigen. Der Begriff „Feedback“ in der letzten Phase hingegen wurde gewählt, weil die Methode des konstruktiven Feedbacks den meisten Pflegekräften aus ihrer Ausbildung und aus Fort- und Weiterbildungen gut bekannt sein dürfte und sie im Umgang mit der Methode eines konstruktiven Feedbacks geübt sind.

Fazit

In den Modellen aus der Praxis gibt es mittlerweile eine große Begriffsvielfalt. Man spricht von: Kooperativer Beratung, Kollegialer Beratung, Kollegialem Coaching, Kollegialer Supervision, was zur Verwirrung bei Fortbildungswilligen führen kann. Hinter diesen Begriffen verbirgt sich im Grunde aber immer das Gleiche: Eine kleine Gruppe ohne Leitung, deren Teilnehmer sich in Gesprächen mit einer festen Struktur gegenseitig in wechselnden Rollen zu beruflichen Fragen beraten und gemeinsam Lösungen entwickeln.

Eine sinnvolle Methode zur Selbsthilfe – unabhängig davon, welchen Namen sie gerade trägt.

Anhang: Kollegiale Beratung in der Pflegeausbildung

Altenpflegeausbildung

Im Altenpflegegesetz (AltPflG) sind in der Ausbildungs- und Prüfungsverordnung (AltPflAPrV) vom 26. November 2002 im Lernfeld 4.4 unter der Überschrift „Die eigene Gesundheit erhalten und fördern" die

- „Kollegiale Beratung" und die „Supervision"

ausdrücklich als Methoden genannt. Neben den Themen:

- „Persönliche Gesundheitsförderung, Arbeitsschutz und Stressprävention und -bewältigung"

sollen Altenpflegeschülerinnen und -schüler also bereits in der Ausbildung mit diesen Methoden vertraut gemacht werden.

In der Praxis gibt es zwei Möglichkeiten, die Kollegiale Beratung in die Ausbildung zu integrieren: Einige Fachseminare für Altenpflege/Altenpflegefachschulen setzen die Methode der Kollegialen Beratung bei Problemen in der Ausbildung unmittelbar ein und machen damit in der Regel sehr gute Erfahrungen. Wichtig dabei ist, dass der Dozent selbst die Methode gut beherrscht, um einzelne Elemente situativ im Unterricht und in Praktikumsreflexionsgesprächen anwenden zu können. Für die konkrete Umsetzung ist dann vor allen Dingen Disziplin bei der Einhaltung der einzelnen Phasen innerhalb des Zeitrahmens notwendig. Andere Ausbildungsstätten haben mit eigenständigen Unterrichtseinheiten zu diesem Thema positive Erfahrungen gemacht.

Krankenpflegeausbildung

Im Gesetz über die Berufe in der Krankenpflege (KrPflG) vom 1. Januar 2003 heißt es in der Anlage 1 (zu § 1 Abs. 1), die die Themenbereiche für den theoretischen und praktischen Unterricht auflistet, unter Punkt 10 „Berufliches Selbstverständnis entwickeln und lernen, berufliche Anforderungen zu bewältigen", lediglich:

„Die Schülerinnen und Schüler sind zu befähigen, …

- zur eigenen Gesundheitsvorsorge beizutragen,
- mit Krisen- und Konfliktsituationen konstruktiv umzugehen."

Dort wird die Kollegiale Beratung also nicht explizit genannt. Es bleibt zu hoffen, dass auch in der Krankenpflegeausbildung den angehenden Gesundheits- und Krankenpflegern diese sinnvolle und effektive Methode zur Selbsthilfe vorgestellt wird.

Kollegiale Beratung für Pflegeberufe • Ursula Beckmann
© Vincentz Network GmbH & Co. KG Hannover 2013 • ISBN 978-3-86630-234-1

Literaturverzeichnis

Alterhoff, Gernot: Grundlagen klientenzentrierter Beratung, Stuttgart 1983

Beckmann, Ursula: Kollegiale Beratung: Helfen Sie sich selbst! – Eine wirksame Methode zur Qualitätsverbesserung, in CAREkonkret Nr. 15, 16.4.2010, Vincentz Network

Demann, Stefanie: 30 Minuten Selbstcoaching, Gabal Verlag 2011

DUDEN Das große Fremdwörterbuch, 4. aktualisierte Auflage, 2007

Englert, Heike: Lass los, was dich dick macht: Der 4-Wochen Coach: Schlank mit der Kraft der Emotionen, Gräfe und Unzer Verlag 2012

Fallner, Heinrich/Gräßlin, Hans-Martin: Kollegiale Beratung – Eine Systematik zur Reflexion des beruflichen Alltags, Hille 1990

Flieder, Prof. Dr. Margret: Kollegiale Beratung als autonomes Handlungsfeld für die Pflege http://profs.efh-darmstadt.de/fileadmin/uploads/users/Flieder/kollegiale_beratung.pdf 17.12.2012

Gudjons, Herbert: Fallbesprechungen in Lehrergruppen. Ein Leitfaden für gegenseitige Supervision und Beratung in der praxisnahen Lehrerfortbildung. In: Westermanns Pädagogische Beiträge, 1977, S. 373 – 379

Haug-Benien, Rolf: Kollegiale Beratung – ein Fall nicht nur für zwei, in: HIBA-transfer 3/1998 2. Aufl., zit. nach http://paedagogik.homepage.t-online.de/info.htm vom 24.09.2012

Kühl, Stefan: Coaching und Supervision – Zur personenorientierten Beratung in Organisationen, Wiesbaden 2008

Kullmann, Folko: Der Garten-Coach, Stiftung Warentest 2012

Langmaack, Barbara/Braune-Krickau, Michael: Wie die Gruppe laufen lernt, 7. Aufl., Weinheim 2000

Lippmann, Eric: Intervision – Kollegiales Coaching professionell gestalten, Berlin 2004

Loffing, Christian: Strategische Personalentwicklung – Mitarbeiter gut und günstig qualifizieren, Stuttgart 2006

Müller, Thomas/Rosner, Lars (Hrsg.): Gute Mitarbeiter finden, fördern, binden – Personalmarketing in der Altenhilfe, Hannover 2010

Mutzek, Wolfgang: Kooperative Beratung – Grundlagen, Methoden, Training, Effektivität, 6. Aufl., Weinheim 2008

Mutzek, Wolfgang: Methodenbuch Kooperative Beratung – Supervision, Teamberatung, Coaching, Mediation, Unterrichtsberatung, Klassenrat, Weinheim 2008

Mutzek, Wolfgang/Schlee, Jörg, (Hrsg.): Kollegiale Unterstützungssysteme für Lehrer, Stuttgart 2008

Reddy, Michael: Mitarbeiter beraten – Kollegiale Hilfe zur Selbsthilfe, Weinheim, Basel 1997

Schulz von Thun, Friedemann: Miteinander reden 1, Störungen und Klärungen, Reinbek 1991

Schulz von Thun, Friedemann: Praxisberatung in Gruppen, Weinheim, Basel 1996

Schulz von Thun, Friedemann: Miteinander reden 3 – Das „Innere Team" und situationsgerechte Kommunikation, 16. Aufl., Reinbek 2007

Thomann, Christoph: Klärungshilfe 2 – Konflikte im Beruf: Methoden und Modelle klärender Gespräche, 2. Aufl., Reinbek 2007
Tietze, Kim-Oliver, Kollegiale Beratung – Problemlösungen gemeinsam entwickeln, 5. Aufl., Reinbek bei Hamburg, 2012
Tietze, Kim-Oliver: Wirkprozesse und personenbezogene Wirkungen von kollegialer Beratung – Theoretische Entwürfe und empirische Forschung, Wiesbaden 2010
Wieteck, Pia: Personalentwicklung in Pflegeberufen, 1. Aufl., Bad Emstal 2000

Vincentz Network · Postfach 62 47 · 30062 Hannover
Tel. +49 511 9910-033 · Fax +49 511 9910-029
buecherdienst@vincentz.net · www.altenpflege-online.net/shop